日本の高価値医療シリーズ③

薬剤投与の
メリット・デメリット

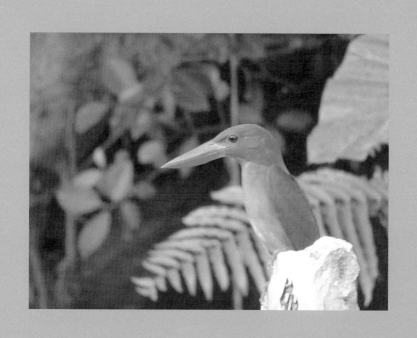

編集　仲里　信彦

沖縄県立南部医療センター・
こども医療センター　内科部長

Kai SHORIN

刊行のことば

カイ書林刊
「日本の高価値医療　High-value Care in Japan」
単行本シリーズ　刊行に当たって

　医師の役割はひとりひとりの患者にとって価値の高い医療を患者と話し合いながら賢く選択していくことです．米国の医療経済学者によると，米国の国民医療費の総額のうち約3分の1は「低価値医療 Low-value Care」と言われます．すべての国の医療には Low-value Care があります．米国に引き続き，カナダや英国，スイスなどでは，低価値なケアの内容をリストアップして，医師と患者の双方に対して，その適応を「再考」するように促す活動を開始しました．一方，わが国では，「ジェネラリスト教育コンソーシアム」が中心となって，Choosing Wisely Japan 活動が結成され，ムック版シリーズ（当日の face to face の議論と依頼論文で構成する本と雑誌の中間の体裁）でその内容が紹介され，大きな反響を得ました（カイ書林，2014 年）．またその第 9 回「ジェネラリスト教育コンソーシアム」では，日本であまり行われていない「高価値医療 High-value Care」と，日本でよく行われている「低価値医療 Low-value Care」を取り上げ，その低価値リストのなかで「避けるべき・止めるべき」優先順を決定し，ムック版を 2016 年 4 月に刊行しました（カイ書林，2015 年）．
　このような活動の上に立ち，世界の医学界の趨勢を展望して，このたび私たちは，「日本の高価値医療　High-value Care in Japan」単行本シリーズを刊行します．
　この単行本シリーズでは，
・高価値なケア High-value Care をもっとやってみよう．
・不十分なケア Low-value Care は改善しよう．
の 2 つを柱に，教育的な症例や事例を挙げて日常診療の指標を提供します．
　高価値なケアには，「こうすれば患者ケアは成功し，患者の満足度も高まる」という最新のエビデンスを提供します．
　低価値なケアには，「このような医療介入では，患者に起こる有害リスクが大きくなり，ケアにむだが生じ，患者満足度も上がらない」という注意点を提供します．そしてベストプラクティスのための科学的エビデンスと臨床基本技能のアドバイスを，指導医と研修医の対話形式で，平易に解説します．また論稿のポイントを世界に発信するために各論稿の末尾に英語で要旨を記載します．
　本シリーズは，沖縄からスタートします．そして，全国の家庭医，病院総合医の多くのジェネラリストの諸先生，施設のご協力を得て，わが国にこれまでに見なかった新しい出版活動を展開していきたいと思います．

2016 年 7 月 7 日　那覇にて

群星沖縄臨床研修センター　徳田 安春
沖縄県立南部医療センター・こども医療センター　仲里 信彦
稲福内科医院　稲福 徹也
沖縄県立宮古病院　本永 英治
沖縄県立中部病院　本村 和久

刊行のことば

Books Series on High-value Care in Japan
Kai-Shorin Publishing Ltd.

The role of physicians is to wisely choose, high-value care for each patient by talking with them.

According to medical economists in the United States, one third of the total U.S. expenditures on health care can be recognized as low-value care. There is, indeed, such low-value care in all countries.

Following the lead of the United States, medical professionals in Canada, the U.K, and Switzerland have been compiling a list of such low-value care practices. Their aim is to start a campaign so that both physicians and patients can reconsider the significance of such low-value care.

On the other hand, in Japan, the Japanese consortium for General Medicine Teachers has started the Choosing Wisely Japan campaign. It published a book in 2014 in the hope that its message will call forth an echo which will resound throughout the medical community. Recently, in the 9th Japanese Consortium for General Medicine Teachers, we discussed high-value care, which we don't see enough of, and low-value care services which we see too much. Furthermore, we decided that the priority of low-value care should be avoided or stopped completely. The 9th Japanese Consortium published "High-value Care in Japan" in 2016.

With the results of these activities and perspectives of the global medical world, we are beginning to publish a series of books on "High-value care in Japan".

This book series will provide clinical criteria of generalist practice by means of educational cases with two main contents ; one is "Let's increase high-value care!". Another is "Let's improve low-value care!". We will give the newest evidence of highvalue care that can promote success in patient care and raise patient satisfaction. We will also point out areas in low-value care where such medical intervention brings a harmful influence to the patients by increasing risks and often result in useless care so that the patient's satisfaction diminishes.

In these books readers can easily understand both scientific advice and basic clinical skills for best practice by reading tutorials done by mentors and residents. We also describe highlights in English at the end of all articles so that we can transfer high-value care in Japan to the rest of the world. Starting in Okinawa, we hope this book series will help us to bring about an innovation in publication with the cooperation of professional generalists of family medicine and hospitalist medicine in Japan.

Naha, Okinawa, July 7, 2016
Muribushi Okinawa Clinical Training Center Yasuharu Tokuda, MD, MPH
Nanbu Medical Center / Nanbu Child Medical Center Nobuhiko Nakazato, MD
Inafuku Medical Clinic   Tetsuya Inafuku, MD
Okinawa Miyako Hospital   Eiji Motonaga, MD
Okinawa Chubu Hospital Kazuhisa Motomura, MD

編集者のことば

　投薬治療は，医師にとって必要不可欠な医療介入である．コモンディジーズから各専科の特殊疾患にいたるほとんどの疾患で投薬治療が行われる．WHOの"Guide to Good Prescribing"において以下の投薬治療の基本的事項step1～6が述べられている．

step1：患者の持つ問題を正確に定義する，
step2：治療の目的を明確にする，
step3：提供しようとしている治療が適切かどうか確認する，
step4：治療を開始する，
step5：薬剤の情報，使用方法，副作用を患者に共有させる，
step6：治療効果をモニターし，継続や中止を検討する．

　この基本事項を常に心がけながら投薬という医療介入を行っていく気概を持ち続けたい．漠然とした耳学問や製薬会社の医療情報担当からの情報に依存しすぎず，投薬治療のエビデンスを自ら立ち止まって振り返る必要があるだろう．加えて，投与する薬剤にエビデンスがあったとしても，その重み付け・投与される患者の状況により，投薬行為を見つめ直す必要がある場面に出くわすことがある．

　今回の日本の高価値医療シリーズ「薬剤投与のメリット・デメリット」では，一般内科医や研修医が良く経験する疾患群における処方において，明らかにデメリットがある処方，メリットがデメリットを超えている処方，コントラバーシャルな考えが成り立つ場面を取り上げてみました．肩肘を張らずに気楽に読んでいただき，自身の投薬内容について吟味するという姿勢を持つきっかけになれば幸いである．

2017年12月吉日
仲里　信彦

編集者略歴

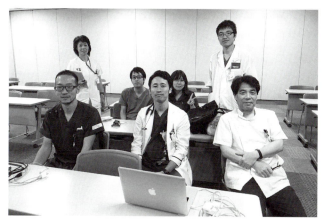

プライマリ・ケアコース後期研修医らと撮影(編者:前列右端)

仲里　信彦

沖縄県立南部医療センター・こども医療センター　内科部長
日本内科学会認定:総合内科専門医
日本救急医学会認定:救急専門医
日本プライマリ・ケア連合学会:プライマリ・ケア認定医

1992 年　国立香川医科大学卒業
1992 年　沖縄県立中部病院初期研修
1994 年　沖縄県立那覇病院附属南大東診療所
1996 年　東京都立駒込病院内科後期研修
1999 年　東京都立広尾病院循環器科
2000 年　沖縄県立中部病院総合内科
2006 年　沖縄県立南部医療センター・こども医療センター　総合内科

読者の皆様へ

■ 本書は，
　・高価値なケア High-value Care をもっとやってみよう
　・不十分なケア Low-value Care は改善しよう
　　の2つを柱に，教育的な症例や事例を挙げて日常診療の指標を提供します．
■ ベストプラクティスのための臨床基本技能のアドバイスを，指導医と研修医の対話形式で，平易に解説します．

題名 (Title)	臨床指標 (Clinical Indicator) と基準 (Criteria)	症例 (Challenge Case)
症例の特色を示すタイトルを示します．	タイトルの次に，臨床指標（医療の質を評価する目安）と基準（その指標を達成するための測定可能な要素）を箇条書きで示します．臨床指標と基準をチェックリストの形で掲載し，実際の診療の前後でこのチェック項目の□にチェックマークを記入するなどして，活用できるようにしています．	本文の初めに症例の概要（年齢，性，主訴，既往歴，現病歴），そして問題点を提示します．

Map of the book

個人指導（Tutorial）

症例の概要のあと，面接，身体診察，臨床検査，画像診断，経過など実際の診療の進め方を，指導医（Mentor;M）と総合診療医（Generalist;G）の対話形式で示します．この対話に下記を含めます．

用語解説（Glossary）

総合診療医が知っておくべき用語や診療のコツを示します．

高価値なケア（High-value Care）と不十分なケア（Low-value Care）

囲み記事として強調します．
　例：高価値なケアには，「こうすれば医療の質は向上し，患者ケアは効果を挙げ，患者の満足度も高まる」というアドバイスを示します．
　　　不十分なケアには，「こうすれば医療の質は高まらず，患者ケアにはむだが生じ，患者満足度も上がらない」という注意点を示します．

読者の皆様へ

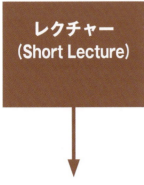

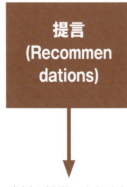

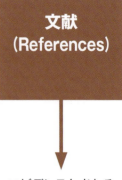

診断，治療に必要なトピックスやポイントを示します．

症例の解説のまとめとして，高価値なケアを行うための提言を掲げます．

エビデンスとされる文献や参考文献を挙げます．

Map of the book

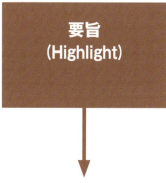

本稿のポイントを世界に発信するために末尾に英語で要旨を記載しています.

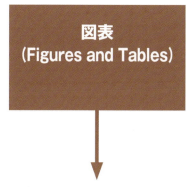

読者の理解を助ける写真,図,表を付しています.

本書の執筆者一覧（五十音順）

座喜味盛哉	沖縄県立中部病院消化器内科
澤村　匡史	済生会熊本病院集中治療室
新里　盛朗	ゆずりは訪問診療所
知花なおみ	那覇市立病院内科
仲里　信彦	沖縄県立南部医療センター・こども医療センター内科
星　　哲哉	手稲渓仁会病院総合内科・家庭医療科
宮良　　忠	那覇市立病院腎臓内科
諸見里拓宏	沖縄県立南部医療センター・こども医療センター内科（腎リウマチ科）

contents

第1章 薬剤投与の基本を学ぶ症例

1. 感染性腸炎への対応 ……………………………………… 2
2. インフルエンザへの対応 ………………………………… 9
3. 糖尿病患者へのメトホルミン使用 ……………………… 17
4. 糖尿病腎症の患者さんへの腎保護の視点からの ACE-inhibitor 使用
   ―当たり前のようにみえて当たり前ではない High-value Care― …… 25
5. 解熱薬としての NSAIDS 使用 …………………………… 44
6. 気管支喘息発作時の吸入ステロイドと全身性ステロイド投与 ……… 52
7. 食道静脈瘤患者へのプロプラノロール使用 …………… 60
8. 心房細動や慢性心不全へのジギタリス使用 …………… 68

第2章 薬剤投与の応用力を学ぶ症例

9. アナフィラキシーに対するアドレナリン投与 ………… 78
10. 高中性脂肪血症へのフィブラート系薬剤のルーチンの使用 ……… 88
11. 腎不全患者さんへのクレメジン使用
    ― 昔はよく使っていたのだけれど ― ………………… 96
12. 関節リウマチ患者さんへの DMARD 使用のこつ
    ：メトトレキサートを中心に …………………………… 108
13. 疼痛管理におけるアセトアミノフェンの使用 ………… 129
14. COPD 患者への LAMA と LABA ……………………… 137

contents

15　COPD患者へのルーチンのマクロライド系抗菌薬の少量継投与 ‥ 145

16　胆石症全般へのウルソデオキシコール酸のルーチン投与 ‥‥‥‥ 152

第3章　薬剤投与の多様性を学ぶ症例

17　無症候性細菌尿への対応 ‥‥‥‥‥‥‥‥‥‥‥‥‥‥‥‥‥ 160

18　腹痛患者に対する鎮痛薬投与 ‥‥‥‥‥‥‥‥‥‥‥‥‥‥‥ 166

19　ステロイド性骨粗鬆症の予防と治療としてのビスホスホネート：
　　ステロイドを使用する際の忘れられやすいルーチンの
　　意義を理解する ‥‥‥‥‥‥‥‥‥‥‥‥‥‥‥‥‥‥‥‥ 175

20　プロトンポンプ阻害薬(PPI)の急性期使用や長期使用に関して ‥ 202

21　β遮断薬の降圧以外の使い方 ‥‥‥‥‥‥‥‥‥‥‥‥‥‥‥ 210

22　心血管疾患の一次予防と二次予防に対するアスピリンと
　　スタチン製剤の使用 ‥‥‥‥‥‥‥‥‥‥‥‥‥‥‥‥‥‥ 219

Appendix
　　フルオロキノロンの問題点 ‥‥‥‥‥‥‥‥‥‥‥‥‥‥‥‥ 234

INDEX ‥‥‥‥‥‥‥‥‥‥‥‥‥‥‥‥‥‥‥‥‥‥‥‥‥‥‥ 239

編集協力：Alex Gregg

表紙：アカショウビン
（宮古島市　本永英治氏提供）

第1章

薬剤投与の基本を学ぶ症例

1 感染性腸炎への対応

2 インフルエンザへの対応

3 糖尿病患者へのメトホルミン使用

4 糖尿病腎症の患者さんへの腎保護の視点からの
  ACE-inhibitor 使用 —当たり前のように
  みえて当たり前ではない High-value Care—

5 解熱薬としての NSAIDS 使用

6 気管支喘息発作時の吸入ステロイドと
  全身性ステロイド投与

7 食道静脈瘤患者へのプロプラノロール使用

8 心房細動や慢性心不全へのジギタリス使用

1

感染性腸炎への対応

> ### □臨床指標 (Clinical Indicator) と■基準 (Criteria)
> □ 感染性腸炎への対応を知る
> ■ 抗菌薬の使用をマスターする

CHALLENGE CASE

患者：30歳男性

病歴：特に既往歴のない男性．昨晩から1時間毎の水様下痢便が止まらず，今朝になって39℃の発熱も伴うようになってきたために当院の救急外来を受診．血便はなしとのこと，テネスムスなし．海外渡航歴なし．生の魚介類，焼肉などの摂取歴なし．5歳の子供が2日前まで同様の症状で他院受診．現在は回復している．

身体所見：血圧130/80mmHg（起立性低血圧なし），脈拍110/分，呼吸数14回/分，体温39.0℃
胸部聴診で異常なし．腹部診察上，特に膨満なし．腸音は亢進，触診で腹部全体に軽度の圧痛を認める．腹膜刺激兆候はなし．

Tutorial

指導医（Attending physician：A）：シックコンタクトのある30歳男性の急性下痢症のケースです．どうアプローチするかな？

研修医（Resident：R）：まずは重症度の判断をします．具体的には血圧，脈拍，呼吸回数に異常はないか，脱水を示唆する起立性低血圧はないか，診察上腹膜刺激兆候はないか，などです．この患者さんはそのような所見はありません．

A:大切なことですね.緊急性を要する状態ではないことを確認するのは大事なことです.この患者さんの場合はその後どのようにアプローチしますか?

R:状況から考えると,同症状の息子さんから伝染したウイルス性腸炎を疑います.頻度的にも一番高いです.しかし,急性下痢症の患者さんを見た時に,"感染性腸炎"と診断するのは一番最後,という原則に則って,まずは以下のような"急性腸炎様症状を持った,非腸炎疾患"を除外しつつ,診療にあたります(**Box I -1-1**).

A:そうだね.もちろん全疾患を病歴や身体所見のみで完全に鑑別することはできないし,全てを鑑別するために多くの検査をすることは現実的ではないね.また,頻度としては圧倒的に感染性腸炎が多いのだけど,その中に隠れている非消化管疾患を見逃さないようにする意識は常に必要です.

この患者さんの場合,明らかなシックコンタクト,症状,年齢,身体所見からも腸管外疾患は考えにくく,感染性腸炎として診断してよいと思います.

感染性腸炎にはHIV患者など特殊な免疫不全状態は別として,その原因のほとんどがノロウイルスに代表されるウイルス性腸炎と細菌性腸炎に2分されます.どのように両者を鑑別しますか?

R:一般に小腸型下痢にウイルス性が,大腸型下痢に細菌性が多いと言われていますが(**Box I -1-2**),両者の区別は明確でないことも多くあります.血便以外は便の正常,臭い,色などは両者の鑑別には役立たないと言われています[1].

[Box I -1-1] 腸炎様症状をきたす疾患

感染症	非感染症
腸炎(細菌性,ウイルス性)	内分泌疾患(甲状腺機能亢進症,副腎クリーゼ,高カルシウム血症)
敗血症一般	腫瘍性疾患(大腸癌,膵臓癌)
異型肺炎	薬剤(一番多いのは抗菌薬)
骨盤内感染症(膿瘍,穿孔性虫垂炎,後腹膜膿瘍など)	心血管系(腹部大動脈瘤,虚血性腸炎,上腸間膜塞栓症など)
	炎症性腸疾患

[Box I -1-2]

	小腸型	小腸型
便量	少量	大量
テネスムス（裏急後重）	あり	なし
血便	あり	なし
発熱	多い	少ない
腹痛	強い	弱い
上部消化管症状（悪心，嘔吐）	少ない	多い
便中白血球	あり	なし
原因微生物	細菌（大腸菌，キャンピロバクター，サルモネラ菌，赤痢菌，エルシニア菌） 原虫（赤痢アメーバー）	ウイルス（ノロウイルス） 細菌による毒素（コレラ菌，大腸菌，セレウス菌，ブドウ球菌，ガス壊疽菌） 原虫（ランブル鞭毛虫，クリプトスポロジウム）

A：これまでの所見からこの患者さんはどちらだと思いますか？

R：はい．シックコンタクトから48時間後の症状発現．テネスムスはなく，腹痛も弱く，血便もありません．熱はありますが，総じて，ウイルス性腸炎と思います．ウイルス性腸炎では治療に特別なものはなく，対症療法となります．抗菌薬は適応となりません．

A：そのとおりだね．ウイルス性腸炎はもちろん，細菌性腸炎でもほとんどの場合は抗菌薬治療の適応は無いと言われています．特に病原性大腸菌感染の場合，ST合剤や新キノロン系抗菌薬は溶血性尿毒症症候群（HUS）を誘発するとも言われています[2]．また，サルモネラ腸炎を抗菌薬で治療すると症状を遷延させるだけではなく，サルモネラ菌の保菌状態も引き起こすとも言われています[3]．よって細菌性腸炎に対し，安易な抗菌薬投与は厳に慎まなくてはなりません．その一方で，細菌性腸炎に対し抗菌薬が必要な状況も存在するのも

事実です．そのため，細菌性腸炎で抗菌薬の適応となる"例外"を覚えておき，それ以外は抗菌薬を使用しない，というスタンスでいたほうが良いと思います．細菌性腸炎に抗菌薬使用を積極的に考慮すべき，"例外的状況"とは以下の場合になります**(Box Ⅰ-1-3)**.

[Box Ⅰ-1-3]
① 免疫抑制状態（一次性，二次性）
② 血便がひどい
③ 入院患者でC. difficile 腸炎を疑うとき
④ 高齢者（50歳以上）
⑤ 妊婦
⑥ リンパ増殖性疾患
⑦ 炎症性腸疾患（クローン病，潰瘍性大腸炎）の既往
⑧ 人工弁，人工関節患者，血管グラフト術後
⑨ 重症感が強い．バイタルサインが大きく乱れている．

です．この時の対象となる菌はサルモネラ菌とカンピロバクターです．これらの菌は腸管感染から血流感染を引き起こし，異物にも感染することがあるため，リスクのある患者群は積極的な抗菌薬投与を考慮します．特にサルモネラ感染の2〜4％に菌血症を合併すると言われており，体内異物のある患者にサルモネラ感染を疑った場合には積極的に抗菌薬を考慮する必要があります．そして必ず，便培養と血液培養（2セット）を採取しておく必要があります[2]．

高価値な医療と不十分な医療
High-value Care & Low-value Care

High-value Care：
　ウイルス性腸炎に抗菌薬を投与しない．
　抗菌薬が必要な患者群に，便培養，血液培養採取後に抗菌薬を投与する

Low-value Care：
　腸炎へ一律に抗菌薬を投与する．

Glossary

シックコンタクト
　感染症状を持っている人と接触すること.

Short Lecture：抗菌薬の選択

R：具体的にはどのような抗菌薬を使用すべきなのでしょうか？

A：培養結果が出ていない初期治療の段階では，サルモネラとカンピロバクターを想定し,以下のような選択になります[4]．臨床的に両者を鑑別できないときは，アジスロマイシンを選択しておくほうが無難といえます．最近は新キノロン耐性のカンピロバクターが増えており，レボフロキサシンではカンピロバクターをカバーできない場合もあるからです．培養が返ってきたら菌種，感受性に従って抗菌薬を変更します．この時，培養結果でベロトキシン産生の病原性大腸菌（O:157 など）が判明したときは，HUS 予防の観点から速やかに抗菌薬を中止することを忘れてはなりません．抗菌薬の選択は以下のようになります（**Box Ⅰ-1-4**）．

便培養が必要な時

R：便培養はどのようなときに必要ですか？

A：感染性腸炎を疑った全ての患者さんから便培養を採取することは医療経済の観点から推奨されておりません[3]．しかし，**Box Ⅰ-1-3** のような患者群であれば積極的に考慮することになります．臨床経験が浅いうちは便培養を必ず採取するようにして，自分でアセスメントした臨床所見，診断を照らし合わせることを繰り返したほうが，良いと私は考えます．そうやって，便培養が必要な場合とそうでない場合の区別ができるように臨床のセンスを磨くべきと

考えます．但し，便培養は1回で十分であり，血液培養のように何回も提出する必要はありません[1]．

[Box Ⅰ-1-4] 抗菌薬の選択

サルモネラ腸炎を疑うとき（妊婦ではアジスロマイシンまたはセフトリアキソンを選択）
　レボフロキサシン　500mg　1日1回　7日間（免疫抑制状態では14日間）
　または
　アジスロマイシン　500mg　1日1回　7日間（免疫抑制状態では14日間）

経口投与ができないときは
　セフトリアキソン　1g　静脈内投与　12時間おき　7日間（免疫抑制状態では14日間）
　または
　アジスロマイシン　250mg　静脈内投与　12時間おき　7日間（免疫抑制状態では14日間）

カンピロバクター腸炎を疑うとき
　アジスロマイシン　500mg　1日1回　3日間

赤痢菌を疑うとき
　サルモネラ菌と同様

Recommendations

　下痢を主訴に医療機関を受診する患者の殆どは治療を要さない感染性腸炎，とりわけウイルス性腸炎であることが多い．しかし，まずは"腸炎のような症状をきたす，重症疾患"を病歴，バイタルサイン，身体所見などから除外することを忘れない．感染性腸炎と診断したら，次は病歴，身体所見，便中白血球などを参考にウイルス性か細菌性かを推測する．ウイルス性腸炎は対象療法のみ，細菌性腸炎も同様で，一般には抗菌薬は不要である．しかし，リスク評価を行い，高リスク群には便培養と血液培養を採取後に抗菌薬治療を考慮することもある．

References

1) DuPont HL. "Acute infectious diarrhea in immunocompetent adults. N Engl J Med. 2014;370(16): 1532-1540.

2) Thielman NM, Guerrant RL. Clinical practice. Acute infectious diarrhea. N Engl J Med. 2004; 350(1): 38-47.

3) Guerrant RL, et al. Practice guidelines for the management of infectious diarrhea. Clin Infect Dis. 2001; 32(3): 331-351.

4) DuPont HL. Clinical practice. Bacterial diarrhea. N Engl J Med. 2009;361:1560-9.

(星　哲哉)

Highlight

Case 1　Management of Infectious Enteritis

Almost all patients who visit medical institutions with the chief complaint being diarrhea frequently have infectious enteritis, especially viral enteritis which does not need treatment. However, as a first step, generalists should not rule out "severe diseases presenting enteritis like symptoms" by means of medical history, vital signs and physical findings. When diagnosing infectious enteritis, generalists should first establish whether it is viral or bacterial enteritis by reference to medical history, physical findings and fecal leukocytes. Symptomatic treatment is sufficient for viral and bacterial enteritis so in most cases antimicrobial agents are not needed. When considering risk evaluation, antimicrobial agents might be prescribed for high risk patients after sampling stool culture and blood culture.

2 インフルエンザへの対応

□臨床指標 (Clinical Indicator) と■基準 (Criteria)

□ インフルエンザへの対応を知る
■ 抗インフルエンザ薬（ノイラミニダーゼ阻害薬）の治療または予防投与の適応を知る

CHALLENGE CASE

患者：28歳男性．発熱，関節痛．
病歴：職場でインフルエンザA型が蔓延している．3日前も隣の同僚がインフルエンザA型に罹患し，欠勤中である．昨日から頭痛，発熱，咽頭痛，関節痛と38.5℃の発熱．本日，かかりつけ医を受診し，インフルエンザ迅速キットでインフルエンザA型と診断された．
既往歴：喘息なし．その他特記事項なし．
身体所見：血圧 100/80 mmHg，脈拍 90/分，呼吸数 14回/分，体温 39℃，SpO$_2$ 99% (Room Air)
咽頭所見：咽頭後壁に濾胞が目立つ．胸部聴診：異常なし．腹部診察上，腎双手診で圧痛なし．肋骨脊柱角の叩打痛なし．

Tutorial

指導医（Attending physician：A）：特に既往のない若年成人がインフルエンザA型と診断された．どのようにアプローチするかな？

研修医（Resident：R）：確実な接触歴，典型的な症状があり，特異度が98％近いインフルエンザ迅速キットの結果からも[1]，インフルエンザA型と診断して良いと思います．問題は治療をどうするかですね．

A：インフルエンザの治療には大きく分けて，抗インフルエンザ薬（ノイラミニダーゼ阻害薬）を使う治療と抗インフルエンザ薬を使わない治療（対症療法），といった2つの選択肢があります．どのように判断し，選択しますか？

R：はい．まず発症後48時間以内であることを確認します．抗インフルエンザ薬の効果があると言われているのは48時間以内に開始したときと言われているので．次にインフルエンザを非複雑型か，複雑型かに分類します**（Box Ⅰ-2-1）**．そして，複雑型インフルエンザまたはインフルエンザによる合併症のリスクのある患者群（リスク群）に対しては，抗インフルエンザ薬を考慮すべき対象となります**（Box Ⅰ-2-1）**[2]．これらの患者群に対しては症状出現から48時間以内に抗インフルエンザ薬を投与することによって，合併症や死亡率を減らすとされており，抗インフルエンザ薬による積極的治療の対象とされているからです[3,4]．

[Box Ⅰ-2-1] インフルエンザの分類とリスク評価

非複雑型インフルエンザ
　発熱，筋肉痛，関節痛，倦怠感などのインフルエンザ様症状．時に下痢などの消化器症状もあり．ただし，複雑型の症状はない．

複雑型インフルエンザ
　病状の進行が早い．全身状態が良くない．インフルエンザ様症状に加えて，下部呼吸器症状（呼吸困難，低酸素血症，肺野浸潤影），精神症状，もともとある併存疾患の悪化（腎不全，肝不全の悪化など）を認める．

複雑型インフルエンザまたはインフルエンザ合併症のリスク群
　2歳未満，または，65歳以上
　慢性呼吸器疾患（気管支喘息，COPDなど），血管障害（単純な高血圧は含まない），慢性腎疾患，慢性肝障害，神経疾患（脊損患者，てんかん，筋疾患，精神遅滞，末梢神経障害など），糖尿病
　免疫抑制状態（ステロイド服用状態，HIV，抗がん剤服用状態，脾摘後）
　妊婦，または，産褥婦（産後2週間以内）
　19歳未満でアスピリン服用
　高度肥満（BMI≧40）
　高齢者施設入居者

A：そうだね．ただ，コクランレビュー[5]や他のメタ分析[6]では抗インフルエンザ薬のオセルタミビルには発熱などのインフルエンザ様症状の期間を減らすものの，合併症や入院，入院期間を減らすといったことはない，といったものもあり，この点に関しては確実な結論を見ていないことは理解しておく必要があります．ただし，複雑型，あるいは合併症リスク群では，発症後48時間を経過していても，臨床的判断で抗インフルエンザ薬の投与を積極的に考慮してもよいとされています．また，それでは発症48時間以内の非複雑型で，かつ，合併症リスク群でない患者の場合はどうでしょうか？

R：非複雑型でもインフルエンザはインフルエンザなので，やっぱり抗インフルエンザ薬を投与してあげたいのですが，患者さんも希望することが多いですし．

A：診断がわかって，それに対する治療薬がある以上，投与したい気持ちはよくわかります．また，実際の診療ではほとんどの患者さんが抗インフルエンザ薬の処方を希望するのが現実です．しかしながらメタ分析ではオセルタミビルの投与は14〜17時間程度，発熱などのインフルエンザ様症状の短縮に寄与しただけあり，副作用などを考慮した場合，インフルエンザと診断したら盲目的に抗インフルエンザ薬を使用することは推奨されていません[5]．特にオセルタミビルにおいて悪心，嘔吐などの消化器症状は10％の患者に見られると言われています．また，何よりオセルタミビルの乱用はオセルタミビル耐性ウイルスを誘導してしまうリスクもあります．非複雑型インフルエンザへの抗インフルエンザ薬（ノイラミニダーゼ阻害薬）投与の際にはそのリスクとベネフィットを十分に話しあったうえで投与の判断をすべきでしょう．一般的には軽症インフルエンザで発症後48時間以上経過していれば，まず抗インフルエンザ薬は投与しない．48時間以内であれば，患者さんと要相談，ということでしょう．

　また，本邦にはオセルタミビル（経口），ザナミビル（吸入），ラニナミビル（吸入），ペラミビル（静注）といった4種類の抗インフルエンザ薬があります．しかしながら，抗インフルエンザ薬に関して海外で多くのスタディがされているのはオセルタミビル，ザナミビルです．単回使用で済むといった利便性から本邦で使用が多いラニナミビルに対しての質の高いスタディは現時点ではないことは知っておくべきでしょう．

また，静注薬であるペラミビルは重症の患者さんに使うとよいとか，他の経口薬，吸入薬に比べて効果が高い印象はありますが，オセルタミビルとの比較研究では臨床効果に関して両者は同等のようです[7,8]．あまりに状態が不良で，オセルタミビルやザナミビルを使用できない患者さんには良い適応になるでしょう．

R：この患者さんの場合は，診察所見からは軽症です．また年齢，既往歴からも重症化のリスクは低い患者さんと判断されます．つまり，抗インフルエンザ薬の積極的投与の対象とはなりません．ただし，発症後48時間以内であり，症状短縮を目的とした抗インフルエンザ薬の使用は許容されるかもしれません．つまり，抗インフルエンザ薬を積極的に投与せず対症療法で経過をみる，症状緩和を期待した抗インフルエンザ薬の投与，といった2つの選択肢を呈示して，患者さんと話しあいながら治療方針を決定するというのが現実的かと思います．

A：英国でのインフルエンザの治療のアルゴリズムを参考までにあげておきます**(BoxⅠ-2-2)**．

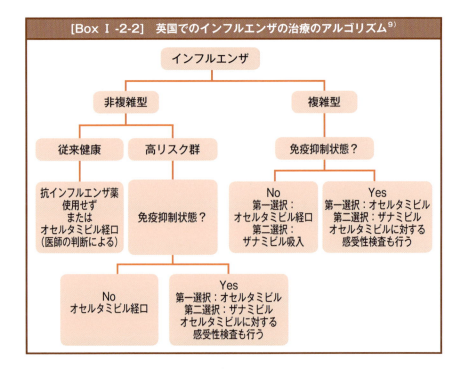

[BoxⅠ-2-2] 英国でのインフルエンザの治療のアルゴリズム[9]

高価値な医療と不十分な医療
High-value Care & Low-value Care

High-value Care：
・複雑型インフルエンザあるいはインフルエンザ合併症リスク群に対する抗インフルエンザ薬（ノイラミニダーゼ阻害薬）の使用．
・インフルエンザ合併症の高リスク群に対する，インフルエンザ暴露後の抗インフルエンザ薬予防投与．

Low-value Care：
・症状発現 48 時間後の軽症インフルエンザに対しての抗インフルエンザ薬処方．

Glossary

医療者と患者が話し合って決めること
・症状発現 48 時間以内の軽症インフルエンザに対しての抗インフルエンザ薬処方．

暴露後予防投与
　暴露後予防投与は家族内暴露の場合はその効果が証明されている[5]．**Box I -2- 3** の全てを満たす場合に暴露後予防投与の適応があるとされている．

[Box I -2-3]　暴露後予防投与の適応

● 症状発現 24 時間前，解熱後 24 時間以内のインフルエンザ患者（あるいは疑いの強い患者）と濃厚接触歴があること（例：同居家族）．

● 暴露を受けた者が，複雑型インフルエンザ，または，インフルエンザ合併症リスク群であること．

● 暴露後 48 時間以内に予防投与薬を服用できること．

Short Lecture：予防投与の適応

　この患者さんと同居している奥様が現在妊娠7か月である．既にインフルエンザワクチンも済ませている．この場合，奥様は予防投与の対象になるだろうか？

　この患者さんの奥さんは妊婦（高リスク群）であり，かつ，濃厚接触者なので，オセルタミビル，または，ザナミビルによる予防投与の適応となる．インフルエンザワクチン接種歴がある場合，その年のワクチン株が流行しているウイルスを十分にカバーしていれば予防投与をしなくても良いという選択もあるが，予防投与の安全性，簡便性を考慮すると合併症リスク群には積極的に投与を考慮したほうがよい．投与方法は，

- オセルタミビル 75mg/日 × 10日間

　　または

　　ザナミビル 10mg/日（吸入）× 10日間

となり，治療時と比べて，1回投与量は半分になり，代わりに服用期間が2倍になる．

　暴露後予防投与は服用が終了した時点で，インフルエンザ罹患のリスクは非服用状態と同等になる．このため，ワクチン未接種の場合は，併せてワクチンも接種することを忘れてはいけない．

Recommendations

- インフルエンザの治療には抗インフルエンザ薬を使用する治療，抗インフルエンザ薬を使用せずに対症的にみる治療，の2つの選択肢がある．治療選択は以下の方針に従って行うと良い．
- 発症後48時間以上経過し，軽症，かつ，インフルエンザ合併症のリスク群でなければ抗インフルエンザ薬の使用は勧められない．
- 発症後48時間以内の軽症インフルエンザの場合は，抗インフルエンザ薬使用のメリット，デメリットを患者と良く話し合い，治療方針を決定すべきである．

- 発症 48 時間以内（48 時間以上経過していても良いとされる）で，かつ，複雑型インフルエンザ，または，インフルエンザ合併症のリスク群であれば，積極的に抗インフルエンザ薬の使用を考慮する．抗インフルエンザ薬として高いエビデンスを持っているのはオセルタミビル，ザナミビルなどのノイラミニダーゼ阻害薬である．
- 暴露後予防投与が必要な患者群に関しても理解しておくことが重要である．

References

1) Chartrand C, Leeflang MM, Minion J, Brewer T, Pai M. Accuracy of rapid influenza diagnostic tests: a meta-analysis. Ann Intern Med. 2012;156:500-11.

2) Fiore AE, Fry A, Shay D, et al. Antiviral agents for the treatment and chemoprophylaxis of influenza --- recommendations of the Advisory Committee on Immunization Practices (ACIP). MMWR Recomm Rep. 2011;60:1-24.

3) Louie JK, Yang S, Acosta M, et al. Treatment with neuraminidase inhibitors for critically ill patients with influenza A (H1N1)pdm09. Clin Infect Dis. 2012;55:1198-204.

4) Muthuri SG, Venkatesan S, Myles PR, et al. Effectiveness of neuraminidase inhibitors in reducing mortality in patients admitted to hospital with influenza A H1N1pdm09 virus infection: a meta-analysis of individual participant data. Lancet Respir Med. 2014;2:395-404.

5) Jefferson T, Jones M, Doshi P, Spencer EA, Onakpoya I, Heneghan CJ. Oseltamivir for influenza in adults and children: systematic review of clinical study reports and summary of regulatory comments. BMJ. 2014;348:g2545.

6) Dobson J, Whitley RJ, Pocock S, Monto AS. Oseltamivir treatment for influenza in adults: a meta-analysis of randomised controlled trials. Lancet. 2015;385:1729-37.

7) Kohno S, Yen MY, Cheong HJ, et al. Phase III randomized, double-blind study comparing single-dose intravenous peramivir with oral oseltamivir in patients with seasonal influenza virus infection. Antimicrob Agents Chemother. 2011;55:5267-76.

8) Ison MG, Hui DS, Clezy K, et al. A clinical trial of intravenous peramivir compared with oral oseltamivir for the treatment of seasonal influenza in hospitalized adults. Antivir Ther. 2013;18:651-61.

9) PHE guidance on use of antiviral agents for the treatment and prophylaxis of seasonal influenza Version 7. 0, October 2016. 2016.

(星　哲哉)

Highlight

Case 2　Management for Patients with Influenza

There are two choices for the management of patients with influenza, namely, 1) treatment by anti-influenza drugs and 2) symptomatic treatment without anti-influenza drugs. The author recommends the following treatment choices.

・Don't use anti-influenza drugs when more than 48 hours from onset have passed, in mild cases, and for those who are not at risk for influenza complications

・In cases within 48 hours from onset, generalists should consult with patients concerning the merits and demerits of using anti-influenza drugs, and then should decide on a treatment plan. (pros and cons)

・To use positively anti-influenza drugs in cases which are within 48 hours from onset (or more than 48 hours from onset which have been approved), and also in cases of complicated influenza, and in the risk group of influenza complications

・Anti-influenza drugs which have sufficient medical evidence are neuraminidase inhibitor such as oseltamivir and zanamivir.

・Patient management through preventive prescription after exposure should be mastered and carried out professionally.

3 糖尿病患者への メトホルミン使用

□臨床指標 (Clinical Indicator) と■基準 (Criteria)

□ 糖尿病患者への治療介入の方法を知る
　■ 経口血糖降下薬の開始と選択
□ 2型糖尿病患者の経口血糖降下薬の第一選択はメトホルミンを考慮する
　■ メトホルミンは稀に重篤な副作用があるため，そのリスクを把握する

CHALLENGE CASE

患者：45歳　男性
現病歴：2年前より職場健診で血糖高値を指摘されていたが，特に自覚症状がないため放置していた．最近妻の協力で食事の工夫を行っていたが，仕事の関係で夕食は外食が多かった．今回の健診で再度高血糖が指摘されたため妻に心配され受診となった．
既往歴：高血糖　アルコール　毎晩晩酌　ビール350ml　喫煙1PPD×20年
家族歴：父が糖尿病
身体所見：身長168cm，体重80kg，BMI 28.3，血圧150/90 mmHg，身体所見は明らかな異常所見なし．空腹時血糖血170mg/dl，HbA1c 8.5%，AST 35 IU/L，ALT 38 IU/L，γ-GTP 120IU/L UA8.9mg/dl，T-Cho 220mg/dl HDL-C 48mg/dl，TG 184mg/dl，尿蛋白（－）

Tutorial

指導医（Attending physician：A）：2年間放置されていた糖尿病で最近食事療法を開始したがあまりうまくいかなかったケースです．どのようなアプローチをしていけばよいでしょうか．

総合診療研修医 generalist（G）：まず，肥満があり，高血圧などもあることからメタボリック症候群が関与している 2 型糖尿病と思います．そのため，食事療法を 2～3 か月行っても良好な血糖コントロールが得られない場合は経口血糖降下薬の適応かと思います．このケースでは，まず禁煙です．そして，食事療法を施行したがうまくいかなかったため薬物療法の適応だと思います．

A：そうですね．栄養士に相談しながら再度食事療法を試すのも良いです．比較的若い方なので運動療法も積極的に取り入れたほうがよいと思います．食事療法は血糖降下作用や減量効果がみられ，運動療法は血糖降下作用，インスリン感受性の改善の報告もあります[1,2]．

G：薬剤投与の「メリット」と「デメリット」を教えてください．

A：薬物療法を開始した方が良いのか考えて見ましょう．一般的に糖尿病の治療の基本は食事療法と薬物療法ですが，それを行うのが困難な場合やこれらで血糖コントロールが得られない場合に薬物療法が必要となります．また，発症早期の 2 型糖尿病患者の場合は UKPDS 試験，Kumamoto 試験において強化療法群では細小血管障害，大血管障害の合併症を予防できることが示されています[3,4]．更に，発症早期の血糖コントロールが良好な場合，その後多少血糖値が悪化しても最小血管障害や心筋梗塞の発症を有意に抑制することが報告されており，早期の血糖コントロールが重要であることが示されています．これは legacy effect と呼ばれています[5]．この症例のように食事療法がうまくいかない場合は薬物療法を躊躇せずに開始した方がよいでしょう．

G：現在経口血糖降下薬は 7 種類もあり，どれを選択してよいか迷います．

A：2 型糖尿病の病態はインスリン抵抗性と膵 β 細胞からのインスリン分泌に分けられます．病態を把握するのに簡便な方法として，インスリン抵抗性は HOMA-R を指標にし，インスリン分泌能に関しては血中 C ペプチド，尿中 C ペプチドを測定することでわかります．インスリン抵抗性が主な病態である場合はビグアナイド薬，チアゾリジン誘導体などが用いられます．特にメタボリック症候群などのインスリン抵抗性多い欧米ではビグアナイドを第一選択薬としています．インスリン分泌が低下している場合は，以前はスルホニル尿素薬，

グリニド薬などが用いられることが多かったのですが，最近は dipeptidyl peptidase(DPP)-4 阻害薬が用いられることが多いです．その他に糖の吸収や排泄を調節するαーグルコシダーゼ阻害薬，SGLT2 阻害薬などがあります．2012 年に改訂された 2 型糖尿病患者の血糖管理についての米国糖尿病協会 (ADA) と欧州糖尿病学会 (EASD) の合同ステートメントでは治療の第一選択薬はビグアナイド薬をあげています[6]．しかし，わが国における糖尿病の病態やライフスタイルは欧米とは大きく異なるため個々の患者に適した薬剤を選択する必要があるとし第一選択薬を決めていません．更に「個別化治療」が提案され，治療目標の設定や第一選択薬以降の治療において，患者の病態やニーズを考慮した選択肢が設けられています．その中でやはりメトホルミンは血糖降下作用だけではなく，糖尿病の合併症である細小血管障害，大血管障害予防のエビデンスがあり，体重増加作用も少なく，わが国でも MORE study[7] にて安全性，有効性が示されました．重篤な副作用として乳酸アシドーシスが知られていますが適切に使用すれば稀とされています．他の薬剤と比較して安価であることも医療経済的に重要です **(Box Ⅰ-3-1)**．

このため，2 型糖尿病患者の血糖降下薬の第一選択は，禁忌がなければメトホルミンの使用が良いと考えられます．

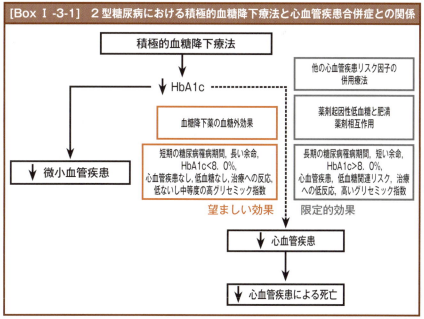

（文献 11 を参考に著者作成）

G:糖尿病患者の第一選択薬としてのメトホルミンについてもうすこし教えてください.

A:以前は治療薬の中心であったのは SU 薬であり,ビグアナイドは補助的な使用に限定されていました.1990年代半ばからビグアナイド薬メトホルミンの有用性が多くの臨床試験にて再評価され,欧米の2型糖尿病治療アルゴリズムではビグアナイド薬であるメトホルミンが第一選択薬と推奨されています.3か月以内に目標 HbA1c に到達しない場合は2剤併用療法の選択肢を5つ設け個別化治療ができるようになっています **(Box Ⅰ-3-2)**.メトホルミンが第一選択となっている背景には,肥満2型糖尿病患者におけるメトホルミンの効果が検討され,メトホルミンでは他剤による厳格な治療よりも全死亡,糖尿病に関連したエンドポイントが減少したことです.また,メトホルミンは他剤に比べ体重増加が少なく肥満糖尿病患者の合併症を減らすことを証明しました.近年非肥満糖尿病患者に対しても有効であることが報告されており,確実な血糖降下作用,低血糖のリスクが少ない,体重増加を起こしにくいなどがあります.アジア人でもメトホルミンの二次予防効果が示されています[8].

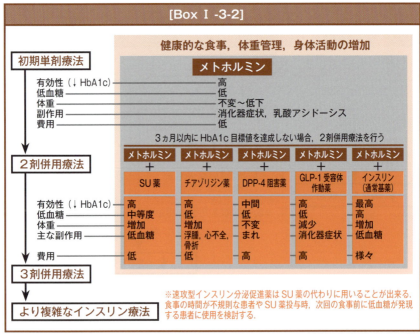

(文献6を参考に著者作成)

高価値な医療と不十分な医療
High-value Care & Low-value Care

High-value Care：

　糖尿病早期より食事療法，運動療法などで介入し，必要時に血糖降下薬を検討する．その際個々の病態に応じた薬剤を選択することが重要であり，血糖降下作用，合併症予防にエビデンスがあるメトホルミンを第一選択薬とすることが良いと考えられる．

Low-value Care：

　単に血糖を下げることが必ずしも患者の利益に結びつかない．そのためには血糖コントロール目標を一律にするのではなく，年齢，リスク，合併症などを考慮した個々の患者に合わせた「個別化治療」が重要である．薬物治療はエビデンスに基づいて選択する．

Glossary

ビグアナイド薬：

　肝臓での糖新生の抑制,肝臓や骨格筋への糖取り込み促進などの作用をもち，これらにより血糖降下作用が生じる．ビグアナイドはミトコンドリアのグリセロリン酸デヒドロゲナーゼ(mGPD)を阻害することにより糖新生を抑制する．mGPDの阻害は細胞質NADHが蓄積され乳酸からピルビン酸への変換を低下させる．またビグアナイド薬が肝細胞内のAMP活性化プロテインキナーゼ（AMPK）を活性化することがわかり，AMPKは細胞内のエネルギー不足を感知して活性化する分子で，様々な基質をリン酸化して異化を亢進させる方向に働く．肝臓や骨格筋の脂肪酸合成抑制や脂肪酸酸化亢進作用などはAMPKを介した作用と考えられている[9]．

Short Lecture：メトホルミンの副作用，使用上の注意

1．重篤な副作用として，乳酸アシドーシスがあげられます．メトホルミンによる乳酸アシドーシスは10万人年当たり数例と低く，2型糖尿病における自然発生率と大きな差がないとの報告もあります[10]．

2．乳酸アシドーシスを起こした患者は，75歳以上の高齢者，腎機能障害（未変化体のまま腎排泄されるため，排泄遅延のため乳酸血中濃度上昇），肝機能障害（乳酸の代謝低下）や心不全，呼吸不全や脱水時（低酸素血症を伴いやすく，嫌気呼吸が亢進し，乳酸産生が増加）などでみられています．そのため，このような場合は使用回避することを検討すべきです．

3．アルコール摂取時は代謝過程においてピルビン酸から乳酸産生が亢進するため乳酸アシドーシスのリスクが高まります．

4．造影剤による腎機能悪化のためビグアナイド薬の血中濃度が上昇することで腎機能が低下し乳酸アシドーシスを起こす恐れがある．可能ならヨード造影剤使用の前後2日間ビグアナイド薬を中止することが推奨されている．

5．脱水を生じるようなシックデイの際には服薬を中止する必要があることを説明する．

6．下痢，軟便などの消化器症状があり，1000mg/日以上の用量では20～30％にみられる．服薬開始時や増量時に多く，一過性に終わることが多い．

7．長期服用でビタミンB12欠乏症を引き起こすことがある．

Recommendations

・血糖降下薬としてメトホルミンの使用は有効性，合併症予防効果などから有用である．

・メトホルミン投与する場合は乳酸アシドーシスのリスクとなる病態を考慮して回避することも重要である.

References

1) Estruch R, Emilio Ros, Jordi Salas-Salvadó, et al : Primary prevention of cardiovascular disease with Mediterranean diet. N Engl J Med. 2013; 368:1279-1290.

2) Thomas DE, Elliott EJ, Naughton GA et al : Exercise for type 2 diabetes mellitus. Cochrane Database Syst Rev. 2006, Issue 3 CD002968

3) UK Prospective Diabetes Study (UKPDS) Group: Intensive blood-glucose control with sulphonylurea or insulin compared with conventional treatment and risk of complications in patients with type 2 diabetes (UKPDS33). Lancet. 1998; 352 : 837-853.

4) UK Prospective Diabetes Study (UKPDS) Group : Effect of intensive blood-glucose control with metformin on complications in overweight patients with type 2 diabetes (UKPDS34). Lancet. 1998; 352 : 854-865.

5) Holman RR, Sanjoy K. Paul M. Angelyn Bethel, et al : 10-year follow-up of intensive glucose control in type 2 diabetes. N Engl J Med. 2008; 359:1577-1589.

6) Inzucchi SE, Bergenstal RM, Buse, JB et al : Management of hyperglycemia in type 2 diabetes : a patient-centered approach. Diabetes Care. 2012; 35 : 1364-1379.

7) 加来浩平, 田嶼尚子, 河盛隆造 : 2 型糖尿病治療におけるメトホルミンの使用実態に関する観察研究 (MORE study). 糖尿病. 2006 ;49 : 325-331.

8) Zhang HJY, Lai S, et al : Effects of Metformin Versus Glipizide on cardiovascular outcomes in patients with type 2 diabetes and coronary artery disease. Diabetes Care. 2013; 36 : 1304-1311.

9) McCulloch DK. Metformin in the treatment of adults with type 2 diabetes mellitus UpToDate Topic 1809 Version 31. 0

10) Salpeter SR, Greyber E, Pasternak GA, et al: Risk of fatal and nonfatal lactic acidosis with metformin use in type 2 diabetes mellitus. Cochrane Database Syst Rev, 2010, Issue 4. CD002967

11) Giorgino F, Home PD, Tuomilehto J: Glucose control and vascular outcomes in type 2 diabetes: is the picture clear? Diabetes Care. 2016;39 (suppl. 2):S187-s195.

(宮良　忠)

Highlight

Case 3　How to Use of Metformin for Patients with Diabetes Mellitus

It is important to begin the management of type 2 diabetes mellitus by means of diet or physical exercise, though that is often difficult to perform. Intensive drug therapy has shown that it is effective to prevent the microangiopathy and macroangiopathy. Metformin is recommended as the first choice of oral hypoglycemic agent. This is because metformin might decrease total mortality and endpoints related with diabetes mellitus more than the strict management by other drugs. Also the use of metformin has certified that it contributes less increase of body weight, and causes less complications of diabetes mellitus compared with other drugs. However metformin can produce serious side effects, for example lactic acidosis. As a result, the onset of lactic acidosis is suppressed without metformin to such high risk patients as the elderly, those with renal dysfunction or liver dysfunction.

4

糖尿病腎症の患者さんへの腎保護の視点からの ACE-inhibitor 使用
―当たり前のようにみえて当たり前ではない High-value Care―

□臨床指標 (Clinical Indicator) と■基準 (Criteria)

□ 糖尿病患者さんの腎不全の進行を遅らせることができるか？
- ■ 糖尿病性腎症の重症度の評価を適切に行える
- ■ 糖尿病性腎症への早期介入を心掛ける
- ■ 適切な患者さんに ACE(Angiotensin Converting Enzyme)-inhibitor もしくは ARB(Angiotensin II receptor blocker) を使用する
- ■ 副作用をモニターしながら ACE-inhibitor もしくは ARB を長期使用するが必要な時にはやめることができる

CHALLENGE CASE

患者：56歳女性　主婦　三人のお子さんの母
主訴：糖尿病のために通院中のクリニックで尿蛋白陽性を指摘された
病歴：35歳の出産のころから耐糖能異常を指摘され，40歳から経口血糖降下剤を内服していた．アドヒアランスは良好であったが，時折甘いものを食べる機会や外食することが多くなって血糖管理が不良になることがある．50歳になってインスリンを開始．網膜症でレーザー治療も数度受けている．平均の血清クレアチニンは 0.7mg/dl ほど．2か月おきの定期外来で尿蛋白1＋が3回続いたため紹介となった．

CHALLENGE CASE

既往歴：胆嚢炎で手術の既往あり　心疾患の既往なし
社会歴：体重は20歳の時に46kgほど　一番重かったのは35歳頃で62kg
家族歴：父親が脳出血で右半身不全麻痺　母親は糖尿病があり透析中
アレルギー歴：降圧剤の内服で咳が出てやめたことがある
身体所見：身長148cm, 体重58kg, 血圧145/80mmHgほど, 脈拍80回/分・整, 色白で小太り　首周囲は太い, 心音：整で心雑音聴かれず, 呼吸音：左右差なし, ラ音なども聴かれない　腹部：胆摘後の手術痕あり　両下腿にnon-pitting edema 1+, 足指の爪は2か所白くて白癬を疑わせる
処方：ノルバスク®（アムロジピン）10mg 朝食後, メトグルコ®（メトホルミン）500mg 3T/3 毎食後, ベハイド®（ベンチルヒドロクロロチアジド）4mg 1T/1 朝食後, リピトール®（アトルバスタチン）5mg 1T/1 夕食後, ランタス®（グラルギン）朝12単位, 超即効型インスリン　朝6単位-昼6単位-夜4単位, ジャヌビア®（シタグリプチン）50mg/1 朝食後

Tutorial

総合診療研修医 generalist（G）：先生，今日の患者さんは外来でよくお会いしそうな患者さんですね．

指導医 mentor（M）：確かに外来診療をしているとこういう方は多いです．典型的のように見えますが，治療による介入が後々大きな違いを生むかもしれない大事なポイントがあるのでお話ししたかったのです．

G：私の母親ぐらいの年齢の方ですね．本人も家族も透析だけは避けられたらいいなと思っている様子です．

M：心配する気持ちはわかります．糖尿病歴も長くインスリン使用歴もあります．

また，ご家族に透析をされておられる方がいるので心配でしょうね．G君はこの人が透析になる可能性はどの程度あると感じましたか？

G：クレアチニンも 0.7mg/dl と上がっていませんし，尿中の蛋白が 1 + と少ないようにみえるので，まだまだ大丈夫かなと感じます．

M：クレアチニンは確かに上がっていませんね．検査上は大丈夫なように感じさせます．少し，質問しましょう．1 + の尿蛋白量って，どの種類の蛋白でどのくらいの 1 日量がでているのかわかりますか？

G：1 + というからには試験紙法で，尿蛋白定性検査法です．試験紙法が測れる蛋白はアルブミンであったはずです．

M：その通りでしょう．

G：どのくらい出ているのかというのが思い出せません．

M：尿蛋白定性検査法に使う試験紙はいくつかの会社から販売されていて，各々のメーカーで少しずつ値が違うように覚えていますが，たいてい以下の通りです（**Box Ⅰ-4-1**）．

G：あれ，この表からみると糖尿病性腎症で心配される微量アルブミン尿の量(30 ～ 299mg/ 日)は，実は試験紙法でいうとマイナスからプラスマイナスの範囲に入っているのですね．

[Box Ⅰ-4-1] 尿蛋白定性試験法と尿アルブミン定量法への換算法					
尿蛋白	−	±	+	++	+++
定量値 (mg/dl)	2-15	10-30	25-60	50-150	100-1000
1日量 (mg/day) 1.5L尿/日	**30-225**	**150-450**	375-900	750-2250	1500-15000

(文献[1] p54)

M：その通りなのです．微量アルブミン尿とは，もともと試験紙法の感度以下の範囲のアルブミン尿に着目している考え方でもあるために試験紙法で1＋とは，糖尿病性腎症の基準で行くとマクロアルブミン尿（顕性アルブミン尿）の量だけ，すでにアルブミンは尿中に出ている可能性があるということになります．マクロアルブミンが出る，糖尿病性腎症の段階をなんというか覚えていますか？

G：「顕性腎症」であったと覚えています．そうなると確か，腎機能の低下率やGFRの低下率が急に早くなる時期であったということではなかったですか？

M：その通りです．「顕性腎症(overt nephropathy)」になるとGFRの低下速度も2～20ml/分/年にあがり，10年では半分の人が，20年では75％の人が末期腎不全に進行し透析などの治療が必要になってしまうといわれています[2]．

G：尿蛋白1＋が繰り返しでているというのは，この方の予後を左右する大変な情報なのですね．甘く見てしまいました．

M：責めているわけではありません．わずかに見えても大きな意味を持つ所見を見逃さずに，適切なタイミングで必要な治療をするというのも内科診療での大事なポイントなのでシェアしたかったのです．

[Box Ⅰ-4-2] 糖尿病性腎症の病期分類

病気	病気	アルブミン尿 (mg/gCr)	eGFR (ml/min/1.73m²)	GFR低下速度（単位に注意）
第一期	腎症前期	< 30	≧ 30	上がることもある　日本人の平均は0.36mL/min/1.73m²（年齢による差異は少ない）
第二期	早期腎症	30-299	≧ 30	正常
第三期	顕性腎症	≧ 300もしくは0.5g/gCr以上の持続性蛋白尿	≧ 30	10mL/min/year 2～20mL/min/yearの報告も
第四期	腎不全期	問わない	< 30	急激
第五期	透析療法期	問わない	透析中	不明

（文献[3]と文献[4]の内容に情報追加）

G：尿蛋白検査の結果を甘く見てしまう原因の一つに，特異度が低かったり，偽陽性が多かったりすることもあると思うのですが．

M：その通りです．代表的な尿蛋白定性検査の偽陽性と偽陰性を起こす原因を羅列しました．

[Box Ⅰ-4-3] 代表的な尿蛋白定性検査法の特徴		
	試験紙法	スルホサリチル酸(SSA)法
検査の原理	pH指示薬の蛋白誤差	酸による蛋白の変性混濁
検出感度	15-30mg/dl	5-10mg/dl
偽陽性	pH8以上の強アルカリ尿，ポリビニールピロリドン，クロルヘキシジン，第4級アンモニウム塩	X線造影剤，デキストラン，ペニシリン系薬剤，トルブタマイド，ムチン，アルブモーゼ，混濁尿，スルフィソキサゾール
偽陰性	pH3以下の強酸性尿 Bence Jones蛋白	pH8以上の強アルカリ尿 pH3以下の強酸性尿

(文献[1] p55)

M：尿を評価するときの採取法は，早朝の『初尿』が勧められています．また，一過性蛋白尿といって来院されるたびに尿蛋白量が変わってしまうこともあります．尿蛋白値に影響すると思われる要素と結果の変動を避けるための工夫についても復習しましょう．

尿蛋白値・尿アルブミン値の解釈

● 24時間蓄尿は外来では基本的には煩雑なので信頼性のある検査とは言いにくいですが，現在の尿中アルブミン量もしくは尿中蛋白量測定の標準法となっています

● スポット尿での尿蛋白量は，それまでの運動量やその際の姿勢，食事量，ベースラインの筋肉量にも影響され，変動が激しいため同時に尿中クレアチニンも測定します．日中の尿蛋白量は時間によって変動し，日中の活動中はベースラインから50％ほど増えるといわれます（つまり時間による影響があるため尿を採取した時間は重要です）

● 一過性蛋白尿
一過性の蛋白尿に影響する要素は，発熱・運動・血圧上昇・過剰な蛋白の接種などです．
一過性の蛋白尿は18歳以下の8％，18歳から22歳で4％にみられるといわれます．
繰り返し採尿すると陰性化する尿蛋白は一過性蛋白尿として扱い，腎臓のに二次性の異常を来す基礎疾患がなければ問題がないといわれます（この患者様には糖尿病があるので当てはまらないですね）

● 起立性蛋白尿（持続性蛋白尿に分類されることもある）
中には立位を長く維持すると尿蛋白量が増える起立性尿蛋白を認める集団もいます
最大で3g/日ほどの蛋白尿が出る人もいて，注意が必要です
早朝の初尿における尿蛋白の評価が起立性蛋白尿を除外するために重要です
一方，起立性蛋白尿は30歳をすぎるとほとんど見られなくなるともいわれています

● 上記の一過性尿蛋白と起立性尿蛋白を除外すると一般に持続性蛋白尿と判断されます

● 持続性の蛋白尿 (Persistent proteinuria) には以下のパターンがあります
　Overflow proteinuria (尿蛋白量についての定義なし) :
　　▶ 多発性骨髄腫・軽鎖沈着症・溶血（ヘモグロビン尿症）・横紋筋融解（ミオグロビン尿症）
　Glomerular Proteinuria (尿蛋白量についての定義なし) :
　　▶ 原発性糸球体性疾患・続発性糸球体性疾患・糖尿病性腎症・高血圧性腎症
　Tubulointerstitial Proteinutia (尿蛋白量 <3g/day) :
　　▶ 重金属中毒・自己免疫もしくはアレルギー性の間質炎症・薬剤性間質性腎炎
　Post-renal proteinuria (尿蛋白量 <1g/day) :
　　▶ 尿路感染症・尿管結石・尿路系腫瘍

M：これらの背景から,できれば3日間ほどは激しい運動を避け,検査当日の朝に病院から持参した尿カップで初尿を採取.そのカップに,蓋をして早めに持ってきてもらう必要があります.そのうえで腎炎や感染症などの糖尿病性腎症以外で尿蛋白量が増加する機序を除外した後にようやく,糖尿病性腎症の重症度を表す意味での尿中のアルブミン量が評価できます.

G：手間がかかるのですね.こんな大変だと思いませんでした.

M：手間はかかりますが,通常の外来でこういう,背景を考慮した採尿法や尿検査解釈を適切に行わないと,それこそ尿検査自体が無駄にもなりますし,解釈に値しないとして無視してしまいがちになり,大事な治療のタイミングを失うことになりかねません.だからといって,尿検査の特徴を理解せずに検査結果を妄信するのも問題です.

G：それはそうですね.

M：そのうえで,アルブミン尿の正常値を見てください.米国のNational Kidney FoundationがまとめたKDOQIと米国糖尿病学会(ADA)の2004年の定義によると以下のようになっています.**Box Ⅰ-4-2**で述べた日本の糖尿病性腎症の病期分類とも関連しています.

[Box Ⅰ-4-4] 尿中アルブミン量の分類[5]

分類	随時尿 (mg/g クレアチニン)	24時間蓄尿 (mg/日)	時間蓄尿 (μg/分)
正常	<30	<30	<20
微量アルブミン尿	30-299	30-299	20-299
臨床的アルブミン尿	≧300	≧300	≧200

M：糖尿病のある患者さんに,3回の測定のうち2回以上微量アルブミン尿を認めることが早期糖尿病性腎症診断のための必須項目であるなどが,2005年に報告された論文[6]に記載されています.オンラインでも無料で読めますので確認してください.採尿時の注意事項なども記載されています.

G：これまでの話をまとめると，糖尿病患者さんの尿蛋白は，早期腎症をとらえるサインともなるから，適切な方法で定期的にとらえた方がよいということですね．検査方法や患者背景も十分理解したうえで，検査を評価する「姿勢」も重要だともいいたいのですよね．

M：まさしく，その通りです．

G：尿蛋白量に関連して，少し気になったことがあります．最近の論文をいくつか読むと，microalbuminuria ではなく moderately increased alubuminuria という記載が出ていて混乱することが多いのですが…

M：良い点に気が付かれましたね．新たなガイドラインなどでは，これまで糖尿病性腎症において微量アルブミン尿(microalbumin)と呼んでいた，尿中アルブミン 30-299mg/day までの領域を moderately increased albuminuria や modestly elevated urinary albumin excretion と呼ぶようになり，microalbuminuria という軽症さを示唆するような表現は避けるようになりつつあります．

　以前は，微量アルブミン尿の考え方は糖尿病性腎症に特徴的な呼び方で，これまで話したように少量のアルブミン尿などの腎機能低下のサインも見逃さないようにしようという意図があったのですが，慢性腎不全全体に当てはめる際に起こった呼び方の変化が糖尿病性腎症の呼び方も変えてしまいつつあります．せっかくですから，わずかのように見えるこのアルブミン尿に敏感になるためにも，より重症感のある呼び方で覚えた方がよいのかもしれませんね．この点は最新の UpToDate などにも記載されているので確認してみてください[7]．

[Box I -4-5] 呼び方の変化 (KDOQI と National Kidney Foundation の比較)

KDOQI			National Kidney Foundation		
Albuminuria categories in Diabetic Nephopathy patients			Albuminuria categories in CKD patients including Diabetic patients		
ACR (mg/g)	呼び方		Category	ACR (mg/g)	呼び方
<30	Normoalbumnuria		A1	<30	Normal to mildly increased
30-300	Microalbuminuria		A2	30-300	Moderately increased
>300	Macroalbuminuria		A3	>300	Severely increased

M：まさしく，その通りです．十分準備はできたと思いますので，そろそろ治療に進みましょう．このように尿中アルブミン量の程度で糖尿病性腎症のステージを細かく分類した理由も，糖尿病性腎症は早期介入が重要になってくるからです．疾患の分類には，着目してほしい疾患段階へのメッセージが入っていることが多いので，気を付けてみてみましょう．

糖尿病性腎症の治療
M：では，糖尿病性腎症の治療とは具体的にどのようなものかわかりますか？

G：まずは，生活習慣改善（塩分制限・蛋白摂取量適正化），血糖コントロール，血圧管理であったと覚えています．ACE-I もしくは ARB は可能な限り処方すべきと先輩から習った覚えがあります．そういえば，この方にはこれらの薬剤が入っていませんね．

M：以前，降圧剤で咳が止まらなかったという病歴がありますので，もしかすると ACE-I は使われて中止されたのかもしれませんね．そういう意味でも適切な内服薬調整をお願いするという意図もこの患者さんを紹介された医師は持っておられたのかもしれませんね．せっかく G 先生に糖尿病性腎症の治療をあげていただいたので，糖尿病性腎症において勧められている治療について復習しましょう．

糖尿病性腎症の治療
目標：顕性腎症への進行抑制，末期腎不全発症予防
注意点：糖尿病性腎症を考える際には 1 型糖尿病，2 型糖尿病の区別は重要です．1 型糖尿病は発症がわかりやすいので，発症から 5 年以内に腎機能低下やアルブミン尿をみると，糖尿病性腎症以外の要因を考える必要がります．2 型糖尿病では発症時期がわかりづらいため，様々な経過をとることがあります．顕性腎症への進行頻度や末期腎不全発症の頻度は 1 型 DM，2 型 DM とも同様と言われています．
治療内容：2013 年に出た科学的根拠に基づく診療ガイドラインの「第 8 章 糖尿病性腎症の治療」の要約を以下に添付します[8]．

[Box Ⅰ-4-6] 「第8章 糖尿病性腎症の治療」の要約[8]

糖尿病性腎症の原則	Grade
● 厳格な血糖管理は，糖尿病性腎症の発症・進展を抑制する	A
● 厳格な血糖管理（血圧130/80mmHg 未満）は，糖尿病性腎症の発症・進展を抑制する	A
● 血圧，血糖ともに高齢者を考慮した治療が必要である	A

早期腎症の発症予防	Grade
● 厳格な血糖管理は，糖尿病性腎症の発症を予防する	A
● 厳格な血糖管理は，糖尿病性腎症の発症を予防する	A

早期腎症の治療	Grade
● 厳格な血糖管理は1型DM，2型DM患者の糖尿病性腎症の進展を抑制する	A
● 1型DMで微量アルブミン陽性の場合にはACE-Iを使用すると顕性腎症への進行を抑制できる	A
● 微量アルブミン尿を呈する2型DM患者の降圧剤投与（特にACE-I，ARB投与）は顕性腎症への進行を抑制できる	A
● 正常血圧の患者にも，ACE-Iは顕性腎症への進行を抑制する	B
● 高血圧合併症例では，減塩の指導をすべきである	A

顕性腎症の治療	Grade
● 顕性腎症期の患者にはACE-I，ARBを中心とした治療を行う	A
● 顕性腎症を呈した1型DMの患者においてACE-Iは腎機能の悪化を抑制する	A
● 顕性腎症を呈した2型DMの患者においてACE-IもしくはARBの治療は腎機能の悪化を抑制する	A
● ACE-IやARBで降圧目標（血圧130/80mmHg 未満）に達しないときには他の種類の降圧剤（長時間作用型カルシウムチャンネルブロッカーや利尿剤）を併用する	A
● 蛋白制限食は1型DM患者において腎症の進行を抑制する可能性がある	B
● また，2型DM患者においても蛋白制限食の指導が勧められる	B
● 減塩の指導をすべきである	A

- グレード・・・ステートメントの推奨度
    - グレードA：行うよう強く勧める
    - グレードB：行うよう勧める
    - グレードC：行うように勧めるだけの根拠が明確でない
    - グレードD：行わないよう勧める

M：ガイドラインをよく見ると糖尿病治療では(1) 1型DMであるか，2型DMであるかという糖尿病の型，(2) 高血圧を併発しているかどうか，(3) 尿中のアルブミンの量がどの程度であるかという背景の違いでエビデンスによる最善の選択肢は少しずつ変わってきます．

G：1型の糖尿病患者さんに対しては，すべての腎症のステージにおいてACE-inhibitorを勧めていますが，2型糖尿病患者さんにおいては腎症のステージによって少しずつ言い回しが違いますね．ARB，ACE-Iのどちらがよいのかはっきりしない上に，降圧剤としての意味合いが強いと言っているようです．ステージ別にいうと，どちらかというと腎症が重症化したほうがACE-IやARBとしての効果があると読み取っていいのでしょうか．

M：私も同様に感じます．ガイドラインが示す意図を読み取って実際の症例に生かす際には，細かい言い回しの違いにも気を付けてください．今後もエビデンスは出続け，情報が変わってくる可能性があります．代表的な論文を振り返りながら，情報をうまく利用できるかどうか考えてみましょう．ここは少し難しい内容なのですが，我慢して読んでみてください．

Short Lecture：エビデンスを目の前の患者さんに応用する

顕性アルブミン尿を呈した2型糖尿病患者さんにACE-Iを使用することは適切か？

　糖尿病患者さんにRAS系阻害剤を用いることを肯定した研究のうち，最も有名なランドマーク研究は1993年にNEJM (New England Journal of Medicine) に掲載された，1型糖尿病患者さんへ行った無作為ランダム化比較試験です．カプトプリルとプラセボを比較して，カプトプリルの腎保護効果を評価した論文です[9]．デザインや患者選別・グループ振り分けの巧妙さから，降圧作用と降圧作用以外のACE-Iの作用を区別することもできています．両方の治療群（カプトプリル群とプラセボ群）で各々母数が200人ほどの1型糖尿病の患者さんを研究に含まれていて，その時点では十分な研究であったといえます．この論文の影響でACE-Iの治療が1型糖尿病患者さんの腎機能低下を遅くするために効果があり，降圧剤以上の効果を持っていることを疑う人は少なくなりました．

　一方，2型糖尿病患者さんに行われた研究ではACE-Iによる腎保護効果は，まだ結論に至るものではないといわれています．その理由は，ほとんどの研究で

必要な母数が不十分で，アウトカムが代替アウトカム（Surrogate outcome）を選んでおり，臨床的に重要なアウトカム（末期腎不全にいたるかどうかや死亡率など）に至らない短い研究で終わっているからだとも言われています．2型糖尿病の患者さんは母数が多いのですが，多彩な合併症を有していることで母集団が均一化できないことも，十分なNを集められないことの一因です．

ACE-Iを2型糖尿病の患者さんに用いることの有効性を試した研究の中で代表的なAVDANCE試験（母数が11,000人）[10]やDETAIL試験（ACE-IとARBの効果を比較した研究）[11]などが有名です．どちらも腎保護効果を証明できたように見えましたがADVANCE試験ではACE-Iの腎保護効果と降圧効果による影響を区別できなかったり，DETAIL試験では対象集団の腎機能障害が軽症すぎたりと問題があることが指摘されています．

2型糖尿病患者さんたちにはどちらかというとARBの方が，Nが十分な研究で腎機能保護の点でポジティブな結果が多くIrbesartan Diabetic Nephropathy Trial (IDNT)[12]やRENAAL trial[13]などでは統計学的に優位な腎保護効果（クレアチニン倍増時間や末期腎不全への進行抑制）が得られています．それでも，これらの文献では対象集団が重度の顕性アルブミン尿症を呈した集団を選んでいて，早期腎症の群や早期の顕性腎症の群では本当に効果があるのかわからないのです．

結論として，今のところACE-IやARBは2型糖尿病患者さんにおいて腎機能低下速度を緩やかにする効果はあるものの，単独治療だけでは末期腎不全に至る確率を下げることは難しいと考えられています．また，降圧効果以上の効果があるかどうかはまだ十分な情報はないといえます．血糖や血圧の管理を含めた集学的治療を駆使して，どうにか腎不全に至る確率を下げることを常に考える必要があります．

論文の成果を目の前の患者さんに還元するうえで大事なポイントをここで三つ挙げたいと思います．
（1）一つはガイドラインの情報を利用する際にも論文の情報を利用する際にも自分の診ている患者さんと論文などが扱っている対象の集団は同じかどうかを把握することです．そうすれば，1型DM患者さんの治療情報を2型DM

患者さんにあたり前のように用いることはできませんし，顕性腎症を対象とした研究結果を早期腎症の患者さんにむやみに応用しようとすることもなくなります．どの論文でも Table1 は必ずと言っていいほど研究対象となった患者さんたちの基礎情報を載せています．Table 1 の集団と目の前の患者さんが一致するかを確認し，加えて Inclusion criteria（選択基準）の節を詳しく読むことも役に立ちます．

（2）もう一つは，論文が研究しているアウトカム（結果因子）と自分が患者さんに求めるものが同じかどうか見ることです．糖尿病性腎症についての論文の多くが，代替エンドポイント（Surrogate endpoint）をアウトカムとして研究しています．臨床的に重要なエンドポイント（末期腎不全への進行や透析導入，死亡など）を待ったりすると，とても長い時間がかかり，待っていると金銭的負担も多くなり，患者さんの脱落も多くなります．そこで，より安価で答えの出しやすいサロゲートマーカー（クレアチニンの倍増時間や GFR の低下速度，アルブミン尿量の増加率）などがアウトカムとして選ばれます．サロゲートマーカーとして適切かどうかは研究の際に検討されているはずですが，自分の患者さんに対して懸念されるべきアウトカムであるかどうかは慎重に評価する必要があるでしょう．

（3）最後に，「自分の患者さんが研究の対象集団とやや異なっている」，もしくは「サロゲートマーカーが患者さんに懸念されるアウトカムと違う」などの理由があっても，研究結果を軽視することは控えるべきだといえます．研究の中に，病態機序への重要なヒントが隠れているかもしれません．その病態機序の理解が，目の前の患者さんの改善に役に立つかもしれません．先行研究の結果は妄信しすぎずとも，適切に情報を取捨選択して臨床応用していく大胆さと慎重さのバランスのよさが求められます．

　糖尿病性腎症の治療についてのガイドラインは，2 型糖尿病で顕性アルブミン尿を呈した患者さんには ACE-I, ARB を中心とした治療を行ってよいと書いてくれています．腎機能低下速度を抑制するだろうけれども，末期腎不全に至る確率を減らすことが研究で証明されていないことは記憶に留めつつ，目の前の患者さんに慎重に研究成果を応用していくことを考える姿勢を持ち続けましょう．

また私の今回の話は，腎機能保護を視点にした薬の選び方ですが，糖尿病の方は心疾患の視点からも内服薬を選ばなければいけないことも多いです．今回は触れられませんでしたが，とても大事な点なので，かならず心臓保護の視点から薬を検討することも忘れないで下さい．

高価値な医療と不十分な医療
High-value Care ＆ Low-value Care

High-value Care：
● 糖尿病性腎症の早期のサインとしての尿中アルブミン量の重要性を理解し，適切な時期に治療介入する
● 糖尿病性腎症患者さんの腎機能を適切に評価・ステージ分類し，エビデンスのある治療を腎障害のステージに併せて適切に提供する
● ACE-I や ARB などのレニン-アンギオテンシン-アルドステロン系阻害剤の利点・副作用・限界を理解したうえで，病態を考えながら，現時点でもっとも適切と思われる方法で使用していく

Low-value Care：
● 糖尿病性腎症の尿中アルブミンや尿蛋白の所見を重要視しない．
● エビデンスの背景を読まずに，論文の結果を妄信的に信じてしまう．
● エビデンスと違うからといって根拠なしに論文の結果を軽視してしまう．

ACE-I，ARB の副作用とやめ時
M：終わりに ACE-I，ARB の副作用の「咳」と「副作用により当薬剤の中止が勧められる時期」について簡単に触れたいと思います．この患者さんでは，降圧剤を内服したときに咳がでたという情報をもとに，私は ACE-I を使ってやめたことがあるのではと疑いました．では，ARB では咳はでないのでしょうか？

G：聞いたことはありませんが，出にくいのではないのでしょうか？

M：たしかに ARB は，ACE-I に比べると咳の副作用が出る頻度は 1/3 ～ 1/4 ほど（報告によりばらつきはありますが ARB 3.2%，ACE-I で 9.9% ほどと言われています）と低いのですが，咳が出ることはあります．ARB もしくは ACE-I 内服による副作用としての咳の頻度は男性よりも女性に多く，アジア人（中国人，特に香港では 50％の確率で起こるといわれます）に多いです．ACE-I の方がしつこい咳が多いようです．内服薬開始から 1 ～ 2 週間で起こってくる乾性咳嗽が特徴です．NSAIDs やアスピリンの処方が治療につながるという報告もありますが，まだ確かなものではありません．ACE-I で咳が出た場合には，やはり中止するか ARB に変更する必要があります．通常は中止後 4 ～ 7 日で咳は収まるといわれています[14]．

G：当たり前ですけど腎保護効果があっても強い副作用が出ればやめなければいけないのですね．血圧が下がりすぎることも，血管浮腫などの副作用も聞いたことがあります．カリウムも上がりますよね．

M：カリウムを上げる副作用については，ACE-I も ARB も同様に 3％ほどの発症頻度だともいわれています．高カリウムが重症であれば，やはり中止しなければなりませんよね．

G：代表的な副作用は咳，高カリウム，低血圧，血管浮腫などですか．聞いているうちに疑問に思ったのですが，ACE-I も ARB も腎機能保護効果を目的として用いられている場合，腎機能がどこまで悪くなったらこれ以上使っても腎保護効果としては意味がないというポイントはありますか？

M：それはとても大事な視点ですね．その点を評価した重要な論文があります[15]．その論文によると，急に腎機能が低下してきているケースでは，eGFR が 15ml/min/1.73 m^2 に達したところで ACE-I もしくは ARB を中止した方が透析になる期間は明らかに延長しています．ACE-I や ARB を使いながら急に腎機能の悪化が進行する場合には，これらの薬剤は中止して 腎機能が回復してこないかを確認する必要もあるでしょう．

M：長くなりましたが，何となく理解できましたか？

G：奥が深いことはわかりました．2型糖尿病の患者さんの糖尿病性腎症に対しては ACE-I が当たり前と思っていたのですが，当たり前でもないのですね．

M：私も勉強していてハッとすることも多かったです．研究の積み重ねにより生じるコンセンサスの流れを突き詰めながら臨床上の指針を作ってくださっている方々の存在に感謝しながらこの章は締めくくりたいと思います．

冒頭の患者さんについて：

　55歳で20年来の糖尿病によりインスリン使用中の患者さん：慎重に運動や蛋白摂取を制限した2回の尿中アルブミン検査で 350mg/日 と 400mg/日 のアルブミン尿が認められ，顕性腎症期と判断しています．自宅での血圧測定では 140/90mmHg と2か月前にレニベースを中止した後から血圧が上がったこともあり，ARB のカンデサルタンを追加しました．ARB 追加後から血圧は平均で 125/78mmHg ほどとなっています．血糖の管理もインスリン量を調整しながら行い，塩分摂取制限指導も再度行いました．下腿の浮腫はとれ，体重が半年で 4kg ほど減っています．その後も徐々に血圧が下がり，利尿剤は中止しました．半年後のアルブミン尿は 250mg/日 前後に収まっています．血清クレアチニンは上昇することなく夜間の頻尿もなくなりました．本人に精神的な負担をかけず，外来のアドヒアランスを保つように心がけています．家族からの支援も厚く，今後長期的に末期腎不全に至るのを回避できたらと考えています．

Glossary

サロゲート（代替）エンドポイント：

　臨床的に重要で確固とした計測しやすいアウトカム，すなわちハードエンドポイント（例：末期腎不全への進行や透析導入，死亡など）ではなく，より短時間で容易にアウトカムが得られやすい代わりのエンドポイントのこと．（例：クレアチニンの倍増時間や GFR の低下速度，尿中アルブミン量の増加率）ハードエンドポイントと代替エンドポイントが理論的かつ統計的に正の相関性が証明されていることが望ましい．

Recommendations

● 2型糖尿病患者さんでは発症時期がわかりにくく，発見早期から尿中のアルブミン量を測定して腎臓のダメージを探していく姿勢が大切
● 尿中アルブミン評価検査の方法と限界を覚えておくことが望ましい
● 尿中蛋白量・尿中アルブミン量の値を軽視しない
● 目の前の糖尿病性腎症の患者さんを適切にステージ分類する
● ACE-IやARBなどのレニンアルドステロン系薬剤の降圧効果や副作用について熟知する
● エビデンスの視点からいうと2型糖尿病におけるACE-IやARBの効果は限定的であるが，病態から示唆される薬剤の利点を軽視せず，慎重に薬剤を用いていくことも求められる
● 新たなエビデンスへのアンテナを張り続け，妄信せずとも軽視しすぎないバランスの取れた姿勢を持つように心がける

References

1) 日本臨床　広範囲血液・尿化学検査・免疫学的検査　第6版　―その数値をどう読むか．2004 ; 62(11): 54

2) Nephropathy in Diabetes. Diabetes Care. 2004, 27 (suppl 1) s79-s83; DOI: 10. 2337/diacare. 27. 2007. S79

3) 2013年改訂版「糖尿病性腎症病期分類」．日本糖尿病学会・日本腎臓学会による糖尿病性腎症合同委員会

4) Imai E, Horio M, Yamagata K, et al. : Slower decline of glomerular filtration rate in the Japanese general population: a longitudinal 10-year follow-up study. Hypertens Res.　2008; 31 (3): 433-441

5) NKF KDOQI Guidelines：KDOQI Clinical Practice Guidelines and Clinical Practice Recommendations for Diabetes and Chronic Kidney Disease, Guideline 1: screening and diagnosis of diabetic kidney disease
http://www2. kidney. org/professionals/kdoqi/guideline_diabetes/guide1. htm

6) 猪股茂樹. 糖尿病性腎症の新しい早期診断基準. 日本腎臓学会・日本糖尿病学会 糖尿病性腎症合同委員会報告. 日本腎臓学会誌. 2005 ; 47 (7): 767-769.

7) UpToDate Treatment of diabetic nephropathy Author:George L Bakris, MD

8) 科学的根拠に基づく診療ガイドライン，第8章 糖尿病性腎症の治療. 日本糖尿病学会，2013

9) Lewis EJ, et al. The effect of angiotensin-converting-enzyme inhibition on diabetic nephropathy. N Engl J Med 1993; 329:1456-1462.

10) Patel A, ADVANCE Collaborative Group. Effects of a fixed combination of perindopril and indapamide on macrovascular and microvascular outcomes in patients with type 2 diabetes mellitus (the ADVANCE trial): a randomised controlled trial. Lancet. 2007;370(9590):829.

11) Barnett AH, Bain SC, Bouter P, et al. Angiotensin-receptor blockade versus converting-enzyme inhibition in type 2 diabetes and nephropathy. N Engl J Med. 2004;351(19):1952.

12) Renoprotective effect of the angiotensin-receptor antagonist irbesartan in patients with nephropathy due to type 2 diabetes. N Engl J Med. 2001;345(12):851.

13) Brenner BM, Cooper ME, de Zeeuw D, et al. Effects of losartan on renal and cardiovascular outcomes in patients with type 2 diabetes and nephropathy. N Engl J Med. 2001;345(12):861.

14) UpToDate Major side effects of angiotensin-converting enzyme inhibitors and angiotensin II receptor blockers Author:Raymond R Townsend, MD

15) Ahmed AK, Kamath NS, El Kossi M, et al. The impact of stopping inhibitors of the renin–angiotensin system in patients with advanced chronic kidney disease. Nephrol Dial Transplant. 2010; 25 (12): 3977-3982.

（諸見里　拓宏）

Highlight

Case 4 High-value Care in Prescribing Angiotensin-converting-enzyme Inhibitor (ACE inhibitor) for Patients with Diabetic Nephropathy

It is necessary for general physicians to obtain skills in appropriately prescribing Angiotensin-converting-enzyme Inhibitor (ACE inhibitor) or Angiotensin II receptor blocker (ARB) to patients with Diabetic Nephropathy based on updated evidences.

For type II diabetic patients, an onset of diabetic nephropathy is usually difficult to be specified. General physicians should carefully evaluate urine albumin of diabetic patients regularly so as to investigate the extent of damage to the kidney and to stage Diabetic Nephropathy properly. It will clarify efficient interventions to retard the progress of Diabetic Nephropathy.

To master the methods and limitations of urinary protein/albumin examinations is essential to evaluate a stage of Diabetic Nephropathy properly. Please do not overlook the importance of urine albumin test despite its tiny change and many factors affecting the results of urine test.

It's important to acquire a thorough knowledge about benefit and side effects of angiotensin-converting-enzyme Inhibitor (ACE-I) and angiotensin II receptor blocker (ARB) so as to properly treat diabetic nephropathy.

The effect of ACE-I and ARB beyond anti-hypertensive medications for the preservation of renal function is still limited from perspective of evidence based medicine. We still need to prescribe these medications with considering the pathophysiology of diseases and carefully evaluating their side effects.

We should keep updating evidence and have a balanced attitude on evidence and mechanisms of medications.

5 解熱薬としての NSAIDS 使用

□臨床指標 (Clinical Indicator) と■基準 (Criteria)
- □ 解熱剤の使用する状況を知る
  - ■ 解熱剤の使用のタイミング
- □ NSAIDs を解熱剤としての使用は避ける
  - ■ NSAIDs の副作用は意外に多い

CHALLENGE CASE

患者：70代女性

病歴：前日からの悪寒戦慄を伴う発熱と右腰痛および食思不振あり，自宅で動けなくなっているところを同居する家族に見つけられ救急搬送された．

既往歴：膝関節症にて整形外科通院歴有り（NSAIDs を頓用している）

身体所見：身長 145cm，体重 40kg．血圧 110/60mmHg，脈拍 110 回／分，呼吸数 24 回／分，体温 39℃．
胸部聴診所見は明らかな異常なし，腹部所見では右腎の双手診による把握痛がみられ，背部では右肋骨脊柱角上の叩打痛あり．

初療での経過：初療医は尿路感染症に伴う敗血症を疑って，血液培養および尿培養を提出した．補液および抗菌薬投与の準備を行っている間に"発熱と右腰痛"に対してジクロフェナク坐剤 50mg の挿肛を指示した．その 30 分後に看護師が患者の処置に訪室したところ意識レベルの低下と血圧 70/-mmHg を認め，初療の医師をコールした．

Tutorial

(指導医 Mentor：M)：発熱と右腰部痛を主訴に家族とともに救急室受診．来院後にジクロフェナク坐剤を使用後に急変したケースです．この経過を見てどのように考えるべきでしょうか？

(総合診療研修医 Generalist：G)：いわゆるショックの状態であるので，まずその鑑別と並行して治療を行わなければいけないと思います．ショックには循環血液減少性ショック（hypovolemic shock），血液分布異常性ショック（distributive shock），心原性ショック（cardiogenic shock），心外閉塞・拘束性ショック（obstructive shock）があります．本ケースの場合は特に，distributive shockに分類される敗血症性ショックと薬剤使用後のアナフィラキシーショックに注意したいと思います．加えて脱水に伴う循環血漿流量ショックの合併も考慮します．その他のショックに関しても当然鑑別は行います．治療としてはまず充分な補液を行い，尿路感染症に対する抗菌薬投与します．血圧の回復が悪ければ昇圧剤の使用も行います．

M：素晴らしいですね，私も同じように考えます．本症例ではこれまで膝痛に対してNSAIDsが投与されているようでしたが，アレルギーを思わせる所見はなかったようです．くわえて，今回の急変時には皮膚の発疹や発赤も見られていません．そのため，その後の経過からはアナフィラキシーショックは否定的と考えているようです．その他にこのケースで気になることはないでしょうか？

G：初療医がこの患者さんの腰痛と発熱に対していきなりジクロフェナク50mgを坐薬で使用したことに違和感を感じます．診察上では小柄な，いわゆるサルコペニアと言ってもいいような高齢女性にいきなりの高用量のNSAIDsを投与するのは避けた方が良いと考えます．

M：まず，解熱剤を投与する状況を考えて見ましょう．一般的に多くの自然治癒するかぜ症候群のようなウイルス感染症に伴う発熱に対しては，本来なら解熱剤の使用は必要ないとされています．さらに，この様なウイルス感染や

一般的な細菌感染症では発熱は免疫に優位に働くともいわれています[1]．しかしながら，発熱や疼痛は患者にとって身体的・精神的にも負担になり，苦痛および食欲の低下などを起こす事も良く経験します．**Box Ⅰ-5-1** に発熱時に解熱剤を積極的に使用してもよい状況を示します[2,3]．本ケースとは少し話題はずれますが，集中治療の現場において，非敗血症患者に39.5℃以上の発熱があると死亡率が増えるという観察研究があります．ただし，敗血症患者では解熱療法が施行され37.4℃以下にした群の方が37.5～38.4℃の群より死亡率が高かったようです[3]．

G：解熱剤を使用する場合は，NSAIDsがよいのでしょうか？

M：解熱剤を使用する状況が考慮される場合には，その使用により患者の苦痛や負担を改善させ，基礎疾患をコントロールしやすくなったり，食欲を改善させることも良く経験します[1]．ただし，NSAIDsを解熱剤として使用する場合には注意を要します．**Box Ⅰ-5-2** に示すようにNSAIDsの副作用はおもにCOX-1阻害で引き起こされる上下部消化管障害，心血管系合併症，腎障害，アスピリン喘息，血小板凝集抑制に伴う出血傾向が有名です[4~6]．このため，解熱目的には，NSAIDsの使用ではなく，アセトアミノフェンの使用がよいと考えられます．本症例は敗血症性ショックに加えて，脱水で循環血液量が少ないところへジクロフェナクを使用した事によりショックが誘発された可能性も鑑別に上がります[4,7,8]．

ところで，結晶誘発性関節炎においては抗炎症作用を必要とする解熱・鎮痛剤としてはNSAIDsの使用がよいと思われますが，患者の年齢・腎機能・基礎疾患を考慮して注意深く使用し，低用量から使用する方が良いと考えます．さらに漫然と使用することは避けるべきです[4,5]．

[Box Ⅰ-5-1]　解熱剤を使用する状況

- 発熱や痛みにより身体的，精神的に負担が強い場合
- 高齢者や基礎疾患のある患者でにおいて，発熱の持続により循環器系や呼吸器系の負担が予想される場合
- 集中治療の現場で非敗血症患者の39.5℃以上の発熱がある場合

> **[Box Ⅰ-5-2]　NSAIDs の主な副作用**
>
> - 胃腸障害（胃・十二指腸潰瘍，消化管出血，消化管穿孔）
> - 腎障害（腎不全の悪化，腎炎，浮腫の悪化）
> - 呼吸器障害（アスピリン喘息，肺水腫，薬剤性肺臓炎）
> - 循環器障害（高血圧，COX-2 阻害薬の使用で心筋梗塞，うっ血性心不全）
> - 肝障害（薬剤性肝炎）
> - その他（造血障害，血小板凝集阻害，アレルギー反応，脱水時に使用することで血圧低下が引き起こされる，インフルエンザ感染時の Reye 症候群），高齢者の認知機能への影響，流産

高価値な医療と不十分な医療
High-value Care ＆ Low-value Care

High-value Care：
　患者の背景や疾患を把握し，解熱剤を使用するタイミングを考える．それにより解熱効果が患者へ有利に働く．

Low-value Care：
解熱剤の使用の第一選択として NSAIDs を使用しない．NSAIDs には副作用が多く見られる．解熱が必要な場合は，クーリングに加えて，解熱剤としてはアセトアミノフェンの使用がよいと考えられる．

Glossary

NSAIDs(Non-Sterioidal Anti-Inflammatory Drugs) による解熱効果と副作用：
　NSAIDs は，**Box Ⅰ-5-3** に示すようにアラキドン酸カスケードの cyclo-oxygenase-1(COX-1) と COX-2 酵素を阻害し，プロスタグランジン合成を抑制

する．その結果，鎮痛作用・抗炎症作用・解熱効果を示す．COX 非選択的 NSAIDs は COX-1 と COX-2 の両酵素を阻害する．より新しい COX-2 選択的阻害剤は，これまでの非選択的 NSAIDs と比べ消化管出血や気管支喘息などが少ないとされる．しかし，心血管系の合併症（心筋梗塞など）が言われている[4,5]．

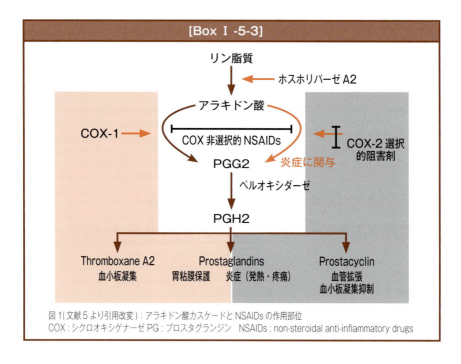

図1(文献5より引用改変)：アラキドン酸カスケードとNSAIDsの作用部位
COX：シクロオキシゲナーゼ　PG：プロスタグランジン　NSAIDs：non-steroidal anti-inflammatory drugs

Short Lecture：NSAIDS の副作用

1．消化管：非選択性 NSAIDs の最大の副作用は上部消化管障害であり，潰瘍性病変や消化管出血が有名である．必ずしも NSAIDs の使用期間に依らず短期間使用でも長期間使用でもその副作用の出現は同等である．COX-2 選択的阻害剤による消化管出血は少ないとされる[4〜6]．

2．心血管系[4〜6]：COX-2 選択的阻害剤は心筋梗塞を増やすとされ，非選択的 COX 阻害剤はうっ血性心不全を増やす．

3．アスピリン喘息：アスピリンによるアスピリン喘息が有名であるが，非選択的 COX 阻害剤もアスピリン喘息のある患者には交差反応により喘息を引き起こすことがある．COX-2 選択阻害剤を使用した場合は，気管支喘息は少ないとされる[4〜6]．

4．妊娠：妊婦へ NSAIDs を使用することで，妊娠第一三半期の流産が有意に増える．

5．その他の合併症：NSAIDs の投与による腎血流の低下に伴う腎機能低下，薬剤性肝障害，血液への影響として造血障害・血小板凝集阻害，ボルタレンショック® と称される NSAIDs 投与後の血圧低下などがある[4,5,7]．

Recommendations

● 解熱剤としての NSAIDs の使用はその効果に比べて副作用に伴うデメリットが多い．解熱剤としての理由だけで使用するにはリスクが高い．特に高齢者で副作用が目立つ．
● 解熱剤が必要な場合は，患者の疾患や基礎疾患に留意して使用する．その際には NSAIDs ではなくアセトアミノフェンを使用する方が良い．

References

1) Hunt RH, et al. Myths and facts in the use of anti-inflammatory drugs. Ann Med. 2009;41:423-437

2) Charles A. Dinarello, Reuven Porat. Chapter 16. Fever and Hyperthermia, Harrison's Principles of Internal Medicine, 18ed, McGraw-Hill Professional, 2011.

3) Hypothermia after Cardiac Arrest Study Group. Mild therapeutic hypothermia to improve the neurologic outcome after cardiac arrest. N Engl J Med. 2002; 346:549-556.

4） Lee BH, et al. Fever and Antipyretic in Critically ill patients Evaluation (FACE) Study Group. Association of body temperature and antipyretic treatments with mortality ofcritically ill patients with and without sepsis: multi-centered prospective observational study. Crit Care. 2012; 16, R33.

5） Day RO, et al. Non-steroidal anti-inflammatory drugs (NSAIDs). BMJ. 2013;11:346:f3195.

6） Coxib and traditional NSAID Trialists' (CNT) Collaboration, Bhala N, et al. Vascular and upper gastrointestinal effects of non-steroidal anti-inflammatory drugs:meta-analyses of individual participant data from randomised trials. Lancet. 2013;382:769-779.

7） 水島靖明. NSAIDsの危険性 熱発している高齢者にNSAIDs坐薬を挿入したらショック状態に！ ナーシング・トゥデイ. 2004;19(12):117-119.

8） Hersch M, et al. Effect of intravenous propacetamol on blood pressure in febrile critically ill patients. Pharmacotherapy. 2008;28: 1205-1210.

（仲里　信彦）

Highlight

Case 5　Wisely choosing of non-steroidal anti-inflammatory 5drugs(NSAIDs)

Wisely choosing of non-steroidal anti-inflammatory drugs(NSAIDs) as antipyretic agent. It is generally recognized that antipyretic agents are not needed for such viral infections as the common cold. However, patients with fever caused by infectious or non-infectious diseases feel uncomfortable and experience a burden from the fever. Especially, in patients with cardiovascular or respiratory diseases and elderly patients we can observe a lack of physical strength caused by fever. When we use an antipyretic agent temporarily, we can indeed control complications and promote an increase in appetite. It may be effective for some patients to be positively prescribed an antipyretic agent. The author recommends that acetaminophen is good for the use of analgesic purposes. The effect of NSAIDs is keenly observed in both analgesic and antipyretic action. However, they bring so many side effects to the digestive, cardiovascular and respiratory systems that we can observe more disadvantages than profits. The author insists that the use of NSAIDs only as antipyretic agent is not wisely choosing.

6 気管支喘息発作時の吸入ステロイドと全身性ステロイド投与

□臨床指標 (Clinical Indicator) と■基準 (Criteria)

- □ 喘息治発作時の治療を理解する
  - ■ 治療には重症度の評価が必要
- □ 中等度以上の発作には全身性ステロイド投与を行う
  - ■ 重症度にあった治療を迅速に行う

CHALLENGE CASE

患者：20代　男性

現病歴：3日前から上気道炎症状があり，それを契機に喘鳴が出現．最初は明け方のみであったが徐々に悪化し，日中も軽い喘鳴があった．気管支喘息の既往はあったが，ここ1年くらい症状がなかったため，今は何の治療も行っていない．横になろうとしたが，苦しくて眠れなかったため，ER受診となった．

身体所見：身長175cm，体重70kg，血圧110/80mmHg，脈拍120回/分，呼吸数24回/分，体温36.2℃，SpO_2＝94%
咽頭に軽度発赤あり，胸部聴診所見にて全肺野でwheezeをⅡ度聴取した．

初療での経過：初療医は気管支喘息重積発作と診断し，ベネトリンネブライザーを吸入させ，症状が落ち着いたのを確認して，吸入ステロイド (inhaled corticosteroids；以下ICS) と短時間作用型吸入β2刺激薬（short-acting β agonist；以下SABA）を処方し帰宅させたところ，3時間後に再び呼吸困難を主訴にER受診となった．

Tutorial

(指導医 Mentor：M)：喘息発作で ER を受診した症例で，帰宅後に症状が改善せず再受診した症例です．この経過をみてどのように考えるべきでしょうか？

(総合診療研修医 Generalist：G)：最初の診療では喘息発作の重症度の評価が十分できておらず，治療が不十分だったと思います．

M：喘息の重症度は何で判断しますか？

G：喘息の重症度は呼吸困難の程度，動作ができるか，ピークフロー（以下；PEF）値，SpO_2 などで判断します．この患者さんは苦しくて横になれない状態で，SpO_2 も94％であることから，発作の強度としては中等度以上あると判断できます．中等度以上の発作であれば，全身性ステロイドの適応となります．それが投与されず，ER から帰宅した際に ICS しか処方されていなかったため，再受診となったと考えました．

M：とてもいいアセスメントだと思います．喘息発作で来院したときは，重症度の評価を繰り返して，適切な治療を迅速に行うことが重要です[1]．重症度の評価や治療については，日本のガイドライン[1]や国際的なガイドラインである GINA のガイドライン[2]を参考にするといいと思います．**Box I -6-1** に日本のガイドラインの重症度の評価と治療ステップを示します．この症例は重症度の評価ができておらず，治療が不十分だったため再受診となってしまったのでしょう．重症度の評価において，ER でやっておいた方がよかったと思われるものは他にありますか？

G：もし ER で PEF 値を測定して，気流閉塞の客観的な評価ができていれば，さらに正確な発作の評価ができたと思います．

[Box Ⅰ-6-1] 日本のガイドラインの重症度の評価と治療ステップ

発作強度	呼吸困難	動作	検査値		選択する発作治療ステップ
			PEF	SpO$_2$	
喘鳴/胸苦しい	急ぐと苦しい 動くと苦しい	ほぼ普通	80%以上	96%以上	1
軽度（小発作）	苦しいが横になれる	やや困難			
中等度（中発作）	苦しくて横になれない	かなり困難 かろうじて歩ける	60〜80%	91〜95%	2
高度（大発作）	苦しくて動けない	歩行不能 会話困難	60%未満	90%未満	3
重篤	呼吸減弱 チアノーゼ 呼吸停止	会話不能 体動不能 錯乱 意識障害 失禁	測定不能	90%以下	4

発作強度は主に呼吸困難の程度で判定する（他の項目は参考事項とする）．異なる発作強度の症状が混在する場合は強い方をとる．

（喘息予防・管理ガイドライン2015より改変）

M：そうですね．PEF測定はERでも簡単に測定できるものですから，やっておくと正確な評価ができるうえに，気管支拡張薬吸入後に再度PEFを測定することで，治療への反応性も評価することができますね．それではこの患者さんの2度目の受診の際の治療としては，何が適切だと思いますか？

G：発作が中等症であることから，全身性ステロイド投与を行います．

M：喘息発作の治療の中で重要な薬剤ですね．中等症以上の発作であれば，「できるだけ早く」全身性ステロイドを投与することが重要です．GINAのガイドラインには1時間以内に投与することが記載されています[2]．この患者さんのPEF値は350L/分（標準値637L/分）でした．全身性ステロイドはどのように投与しますか？

G：本人の呼吸状態も参考にしますが，PEF 値が標準値の 55％で，重症度分類からいくと高度発作であることから，ステロイドは経静脈的に投与します．

M：全身性ステロイド投与については，ガイドラインでは経口でも経静脈的投与でもどちらでも良いと記載されている[1,2]のですが，日本のガイドラインでは経口投与だと効果発現まで4時間程度かかることから，初回投与は点滴投与を推奨しています[1]．**Box Ⅰ-6-2** に日本のガイドラインの治療ステップに応じた治療法を示します．実際には患者さんが薬を飲めるかどうか，呼吸状態を評価して投与法を検討するといいですね．それでは，経静脈的に投与するときに気をつけなければならないことは何ですか？

[Box Ⅰ-6-2] 日本のガイドラインの重症度の評価と治療ステップ

発作治療ステップ	治療	自宅治療可，救急外来入院，ICU 管理
1	SABA 吸入（pMDI の場合；1～2 パフ，20 分おき2 回反復可）ブデソニド/ホルモテロール吸入薬追加吸入	自宅治療可
2	SABA ネブライザー吸入反復 *1 酸素吸入（SpO₂ 95％ 前後を目標） ステロイド薬全身投与 *2 アミノフィリン点滴静注 ボスミン®（0.1％アドレナリン）皮下注	ER ・1 時間で症状が改善すれば帰宅 ・2～4 時間で反応不十分 ・1～2 時間で反応なし 入院治療；高度喘息症状として発作治療ステップ 3 を施行
3	SABA ネブライザー吸入反復 ステロイド薬全身投与 *2 酸素吸入（SpO₂ 95％ 前後を目標） アミノフィリン点滴静注（持続） ボスミン®（0.1％アドレナリン）皮下注	ER 1 時間以内に反応なければ入院治療 悪化すれば重篤症状の治療へ
4	上記治療継続 症状，呼吸機能悪化で挿管 酸素吸入にもかかわらず $PaO_2 < 50$ Torr，およびまたは意識障害を伴う急激な PCO_2 の上昇 人工呼吸，全身麻酔（イソフルラン，セボフルランなどによる）を考慮	ただちに入院，ICU 管理

*1 脈拍を 130/分以下に保つようモニターし，20～30 分おきに反復する
*2 ステロイド薬点滴静注；ヒドロコルチゾン 200～500mg，メチルプレドニゾロン 40～125mg，デキサメタゾン，あるいはベタメタゾン 4～8mg を点滴静注．以後ヒドロコルチゾン 100～200mg，メチルプレドニゾロン 40～80mg を必要に応じて 4～6 時間ごとに，あるいはデキサメタゾン，あるいはベタメタゾン 4～8mg を必要に応じて 6 時間ごとに点滴静注．あるいはプレドニゾロン 0.5mg/kg/日経口．ただしアスピリン喘息の場合，もしくは疑われる場合は，コハク酸エステル型 であるメチルプレドニゾロン，水溶性プレドニゾロンの使用を回避する

（喘息予防・管理ガイドライン 2015 より改変）

G：アスピリン喘息がある場合は，コハク酸エステル型ステロイドであるメチルプレドニゾロンや水溶性プレドニゾロンの使用は避けます．

M：そうですね．プレドニゾロン（PSL）の内服であれば問題ありませんが，経静脈的に投与する際には，アスピリン喘息の有無を必ず確認しましょう．アスピリン喘息の有無が不明の場合や初回投与では，1時間かけて注意深く投与することが重要です．明らかにアスピリン喘息がある場合は，デキサメサゾンやベタメタゾンを投与しましょう．

M：それではERから帰宅させるときに処方する薬はどうしますか？

G：経口PSL，ICS，そして短時間作用型 β 2 刺激薬 short-acting beta 2 agonist（SABA）を処方します．

M：そうですね．経口PSLだけ処方するのではなく，ICSを処方することで再発率が低くなることが言われている[3]ので，ERから帰宅させる時には，両方処方しましょう．もともとICSを使用していた患者さんの場合，2～4週間は吸入量を増量することが推奨されていますので[2]，その点も必ず確認しておきましょう．ちなみに経口PSLはどれくらい処方しますか？

G：ガイドラインでは 0.5mg/kg/ 日と記載されている[1]ので，この患者さんが70kgであることから，35mg/ 日を処方します．

M：そうですね．経口PSLの投与期間は5～7日間と，GINAのガイドラインには記載されています[2]．それ以外に処方に際して気をつけなければならない点は何ですか？

G：吸入薬なので，吸入回数を確認し，さらに吸入がきちんとできるか，薬剤師や看護師と一緒に吸入指導を行い，吸入できるデバイスを選ぶ必要があると思います．またSABAについては，どのようなタイミングで，どれくらい使う

べきかをきちんと説明する必要があると思います．そしてかかりつけ医を早めに受診するようにお話しします．

M：そうですね．これで喘息発作時の診断と治療はマスターできましたね．

高価値な医療と不十分な医療
High-value Care & Low-value Care

High-value Care：
　喘息発作の重症度を迅速に評価し，中等症以上であれば1時間以内に全身性ステロイド投与を行う．帰宅の際には経口 PSL と ICS，そして SABA を処方する．

Low-value Care：
　喘息発作で ER を受診し帰宅する際は，経口 PSL だけ処方せず，ICS も一緒に処方することで再発率を低くすることができる．

Glossary

喘息発作と ER
　喘息発作の治療が行われるのは，主に ER である．とくに若年成人が最も多く ER で喘息治療を受けると言われており，日本における喘息死は減少しているものの，重篤な喘息発作は死に至ることもあるため，発作の適切な評価とそれにあった迅速な治療が求められている[1,2,5]．治療開始後も治療に対する評価を繰り返し行い，初期治療への反応が悪い場合や，症状が急速に悪化する場合は，上級医や専門医へコンサルトする．

Short Lecture：喘息発作時における全身性ステロイド投与と ICS

1．中等度以上の喘息発作で救急受診した患者に1時間以内にステロイドを全身投与することで，入院を減らすことがいわれている[4,6]．その効果は重症喘息や ER 受診前にステロイドを使用していない患者において特に大きい[4]．

2．ER から帰宅する患者には，経口 PSL のみ処方するのではなく，ICS を一緒に処方すると再発が低いことが言われているので[3,6]，救急室から帰宅する患者には経口 PSL と ICS，そして SABA をセットで処方する．

3．短期間の全身性ステロイド投与は再発作，入院，SABA の使用を明らかに減少させる[7]．

Recommendations

● 喘息発作で受診した患者の重症度を客観的に評価し，適切な治療を，迅速に行う．中等度以上の発作であれば，全身性ステロイド投与を1時間以内に行う．投与経路は経口でも経静脈的投与でもどちらでも良いと言われているので，患者さんの状態をみて判断する．
● 帰宅する際は，経口 PSL と ICS，そして SABA を処方し，必ずかかりつけ医を受診するように説明する．
● 吸入指導を行い，適切に吸入できるかどうか，また SABA を使用するタイミングと回数を指導する．

References

1）一般社団法人日本アレルギー学会　喘息ガイドライン専門部会.
　　喘息予防・管理ガイドライン 2015．317p, 2015

2）Global strategy for asthma management and prevention. UpToDate 2016

3) Rowe BH, et al.　Inhaled budesonide in addition to oral corticosteroids to prevent asthma relapse following discharge from the emergency department. JAMA.　1999：281：2119-2126.

4) Rowe BH, et al.　Early emergency department treatment of acute asthma with systemic corticosteroids (Review).　Cochrane Datebase Syst Rev. 2001;1:CD002178

5) Rodrigo GJ, et al.　Acute asthma in adults.　A review.　Chest. 2004;125:1081-1102.

6) Longheed MD, et al.　Variations and gaps in management of acute asthma in Ontario emergency departments.　Chest.　2009：135；724-736.

7) Rowe BH, et al.　Corticosteroids for preventing relapse following acute exacerbation of asthma.　Cochrane Database Syst Rev.　2007;3:CD000195

（知花　なおみ）

Highlight

Case 6　Inhaled steroids and systemic corticosteroids for acute asthma

It is important for the treatment of acute asthma to evaluate the severity of an attack and to carry out the treatment quickly. In cases of more than moderate diseases, systemic corticosteroids should be prescribed, after that, the evaluation of the severity of an attack should be repeated to perform the proper treatment adapted to the disease illness.

When acute asthma is improved and the patient goes back home, the physician should prescribe oral prednisolone, inhaled corticosteroids and short-acting inhaled $\beta 2$ agonist. Furthermore, the physician should advise patients to visit a primary care provider within a week. Also it is necessary to teach patients how to inhale in cooperation with pharmacists and nurses. It is especially important to teach physicians proper timing for the use of short-acting inhaled $\beta 2$ agonist.

7

食道静脈瘤患者への
プロプラノロール使用

□臨床指標(Clinical Indicator)と■基準(Criteria)

□ 肝硬変の合併症を知る
- ■ 食道静脈瘤破裂による死亡は多い.
- ■ 食道静脈瘤破裂・出血のハイリスク内視鏡所見を知る.

□ 食道静脈瘤破裂予防のための薬物療法を知る
- ■ β遮断薬の使用を考慮する.心拍数を指標に用量を調整する.

CHALLENGE CASE

患者:50代 男性

現病歴:肝硬変にて外来通院中の患者.数日前より気分不良あり,便が黒っぽくなってきていた.受診当日の夕食後休んでいたところ突然,洗面器いっぱいの吐血を認め救急搬送された.

既往歴:肝硬変(Child-Pugh分類 GradeA)にて内科通院中.分岐鎖アミノ酸(BCAA)製剤内服中.数ヶ月前の上部消化管内視鏡検査にてLmF2CbRC+(RMW)の食道静脈瘤を認めていた.

身体所見:身長170cm,体重70Kg,血圧80/50mmHg,脈拍120回/分,呼吸数20回/分,体温36.8℃
意識は清明であるが眼瞼結膜の貧血を認める.胸部聴診所見は明らかな異常なし.腹部所見では腹壁の静脈怒張を認める.

経過:初療医は食道静脈瘤破裂からの出血及び出血性ショックを疑い輸液にてバイタルサインを安定させながら消化器内科医コール.緊急内視鏡を行い食道静脈瘤からの活動性出血を認め内視鏡的静脈瘤結紮術(EVL)を行った.

Tutorial

(指導医 Mentor：M)：肝硬変で外来通院中の方が吐血を主訴に救急室を受診．来院時ショック状態で緊急で内視鏡的止血術を行ったケースです．このケースで注意すべきだったことは何でしょうか？

(総合診療研修医 Generalist：G)：肝硬変では，門脈圧亢進により側副血行路が生じ，食道，胃や直腸に静脈瘤を生じます．静脈瘤破裂からの出血が起こる可能性があります．

M：その通りですね．肝硬変の合併症の中でも静脈瘤破裂による出血は致命的な結果をもたらす[1]ことがありますね．定期的に内視鏡にて静脈瘤の有無を評価し，静脈瘤があれば破裂の危険性があるかどうかを評価する必要があります．食道静脈瘤の内視鏡所見を **Box Ⅰ-7-1** に示します．内視鏡的治療の適応となる食道静脈瘤は，今回のような出血例，出血既往例があります．また，予防例として，F2以上またはF因子に関係なく発赤所見(red color sign：RC sign)陽性例が挙げられます[2,3]．このケースでは出血を予防することはできたでしょうか？

G：数ヶ月前の上部消化管内視鏡で LmF2CbRC+(RMW) の食道静脈瘤を認めていたので予防として治療介入してもよかったと思います．食道静脈瘤の治療法には，保存的療法，内視鏡的治療，Interventional radiology (IVR) を応用した治療，そして外科治療がありますが，どのような治療がいいのでしょうか？

M：食道静脈瘤をもつ肝硬変患者に対しての静脈瘤出血の一次予防としては薬物療法または内視鏡的静脈瘤結紮術(EVL)が必要とされます．内視鏡的治療による食道静脈瘤破裂に対する予防効果は高いと言われていますが，内視鏡設備を必要とし専門的な手技でもあり，合併症率も高く治療後の入院も必要となります．どこでもすぐにできるというわけではありません[4]．一方，薬物療法による保存的治療は重篤な副作用も低く，通院での加療が可能と考えます[5]．

[Box Ⅰ-7-1] 食道静脈瘤内視鏡所見基準

判定因子	記号	細分
1. 占居部位 (location)	L：Ls Lm Li Lg Lg-c Lg-f	：上部食道まで認める静脈瘤 ：中部食道に及ぶ静脈瘤 ：下部食道に限局した静脈瘤 ：胃静脈瘤，Lg－cとLg－fに細分する ：噴門輪に近接する静脈瘤 ：噴門輪より離れて孤在する静脈瘤
2. 形態 (form)	F：F_0 F_1 F_2 F_3	：静脈瘤として認められないもの ：直線的な細い静脈瘤 ：連珠状の中等度の静脈瘤 ：結節状あるいは腫瘤状の太い静脈瘤
3. 基本色調 (color)	C：Cw Cb	：白色静脈瘤 ：青色静脈瘤 付記事項：血栓化静脈瘤はCb－Th，Cw－Thと付記する
4. 発赤所見 (red color sign)	RC	：発赤所見とは，ミミズ腫様所見（red wale marking；RWM），cherr-red spot様所見（cherr-red spot；CRS），血マメ様所見（hematocystic；HSC）の3つを指す F_0でもRC signがあれば記載する RC（－）：発赤所見をまったく認めない RC（＋）：限局性に少数認める RC（♯）：（＋）と（♯）の間 RC（♯）：全周性に多数認める 付記事項：telangiectasia（TE）があれば付記する
5. 出血所見 (bleeding sign)	出血中の所見： 止血後の所見：	噴出性出血（spurting bleeding） にじみ出る出血（oozing bleeding） 赤色栓（red plug） 白色栓（white plug）
6. 粘膜所見 (mucosal findings)	E UI S	：びらん（erosion） ：潰瘍（ulcer） ：瘢痕（scar）の3つに分類し，（＋）（－）で表現する

（文献7より引用）

　非選択的β遮断薬は腸間膜動脈のβアドレナリン作動性血管拡張をブロックすることによりαアドレナリン介在性血管収縮を起こすことで，そのため門脈への流入を減少させます[6]．

　β遮断薬で治療した患者は対照群に比し低い出血率(12% v.s. 23%)，出血による死亡は少なかった(5% v.s. 10%)．全体の死亡率も低い傾向(21% v.s. 27%)

であったという報告があります[7]．薬物療法として非選択的β遮断薬プロプラノロール（インデラル®）が使用されます．薬剤の調整としては患者の心拍数で調整します．安静時の心拍数を約55-60回／分に達成することを目標とします[8]．

　ただし，β遮断薬には様々な副作用があり，肝硬変の患者で最も注意すべきは気管攣縮，心不全の悪化，インポテンツなどが挙げられます[9]．肝臓の血流は主に肝動脈血流の増加により維持されるため，β遮断薬によって門脈血流が減少しても肝不全を起こすことは滅多にないと考えられます[10]．

　重篤な副作用や治療に反応しない腹水が起こる患者や，肝性脳症や特発性細菌性腹膜炎の増悪のある患者ではβ遮断薬を中止する必要があります．また，食道静脈瘤へのβ遮断薬投与は保険適応ではないことにも注意してください．

高価値な医療と不十分な医療
High-value Care & Low-value Care

High-value Care：
　食道静脈瘤患者へのプロプラノロール投与は食道静脈瘤破裂による出血の予防の保存的治療として有用である．

Low-value Care：
　肝硬変の程度 (Child-Pugh 分類 C)，大量腹水，肝性脳症を起こしやすい患者では症状悪化の危険性が高くなるため注意が必要である．

Glossary

食道静脈瘤の内視鏡所見（Box I -7-1）

Short Lecture：肝硬変の合併症

1．**静脈瘤**：門脈圧亢進により側副血行路が生じ[11]，食道，胃や直腸に静脈瘤を生じる．静脈瘤破裂からの出血が起こる可能性がある．

2．**腹水**：門脈圧亢進と血清アルブミンの低下などにより腹水が生じる[12]．腹水に感染を起こすと特発性細菌性腹膜炎 (SBP) を起こす．

3．**電解質異常**：レニン・アンギオテンシン系をはじめとするホルモンのアンバランスが生じて血清ナトリウム低下など，体液・電解質異常を引き起こす[13]．

4．**肝性脳症**：腸内細菌により産生されるアンモニアなどの毒性物質は門脈から肝臓に流入するが，門脈—大循環シャントの形成に伴い，肝臓で代謝されない毒性物質が血管脳関門を通過して大脳機能の障害を引き起こし，肝性脳症をきたす[14]．

5．**肝細胞癌**：肝硬変では肝細胞癌の発生の危険性が高くなる．

6．**肝腎症候群**：末期肝硬変において NO の産生が亢進する一方で多くの血管収縮因子が増強し，腎皮質血管の攣縮による腎内血行動態の不安定状態と腎内血流分布異常により腎不全が発症する[15]．診断基準では，利尿薬 2 日間中止，アルブミン輸液 (1g/kg 体重，最高 100g/ 日) により循環血漿量を増加させても血清クレアチニンが 1.5mg/dL 以下に低下しない時に診断する．

Recommendations

● 肝硬変は様々な合併症を引き起こすが，中でも静脈瘤破裂により致命的な結果となる危険性が高い．定期的に内視鏡検査で静脈瘤の有無，破裂のリスクを評価する必要がある．

● 静脈瘤出血に対する薬物での一次予防には非選択的β遮断薬（インデラル®）が用いられる．

References

1) Garcia-Taso G, Sanyal AJ, Grace ND, et al. Prevention and management of gatroesophageal varices and variceal hemorrhage in cirrhosis. Hepatology. 2007; 46:922

2) 日本消化器病学会編集　肝硬変診療ガイドライン 2015（改訂第 2 版）2015:66 南江堂．日本

3) 小原 勝敏, 豊永 純, 國分 茂博. 食道・胃静脈瘤内視鏡治療ガイドライン. 日本消化器病学会(監修), 消化器内視鏡ガイドライン. 第 3 版, 医学書院, 東京, 2006:p215-233

4) Li L, Yu C, Li Y. Endoscopic band ligation versus pharmacylogical therapy for variceal bleeding in cirrhosis: meta-analysis. Can J Gastroenterol 2011; 25:147-155

5) Hernández-Gea V, Arcil C, Colomo A, et al. Development of ascites in compensated cirrhosis with severe portal hypertension treated with β -blockers. Am J Gastroenterol 2012; 21:31

6) Sanyal AJ, Shiffman ML. The pharmacologic treatment of portal hypertension. Annu Rev Gastrointest Pharmacol 1996; :242

7) Hayes PC, Davis JM, Lewis JA, Bouchier IA. Meta-analysis of value of propranolol in prevention of variceal haemorrhage. Lancet 1990; 336:153

8) Villanueva C, Aracil C, Colomo A, et al. Acute hemodynamic response to beta- blockers and prediction of long-term outcome in primary prophylaxis of variceal bleeding. Gastroenterology 2009; 137:119

9) Llach J, Ginés P, Arroyo V, et al. Prognostic value of arterial pressure, endogenous vasoactive systems, and renal function in cirrhotic patients admitted to the hospital for the treatment of ascites. Gastroenrology 1988; 94:482.

10) Ruiz-del-Arbol L, Monescillo A, Arcena C, et al. Circulatory function and heaptorenal synodrome in cirrhosis. Hepatology 2005; 42:439

11) Sudhamshu KC, Matsutani S, Maruyama H, et al. Doppler study of heaptic vein in cirrhotic patients: corraltion with liver dysfunction and heaptic hemodynamics. World J Gastroenterol 2006; 12:5853-5858

12) Gerbes AI. Pathophysiology of ascites formation in cirrhosiss of the liver. Hepatogastroenterology 1991; 38:360-364

13) Cardenas A, Arroyo V. Mechanisms of water and sodium retention in cirrhosiss snd the pathogenesis of ascites. Best Pract Res Clin Endoscinol Metab 2003; 17:607-62

14) Haussinger D, Schliess F. Pathogenetic mechanisms of heaptic encephalopathy. Gut 2008; 57:1156-1165

15) Arroyo V, Ginés P, Rimola A, At el. Renal function abnormalities, prostaglandins, and effects of nonsteroidal anti-inflammatory drugs in cirrhosis with ascites: an overview with emphasis on pathogensis. Am J Med 1986; 81:104-122

(座喜味　盛哉)

Highlight

Case 7 Wisely choosing of propranolol for patients with esophageal varices

Liver cirrhosis has many complications, variceal hemorrhage is a major cause of morbidity and mortality in patients with cirrhosis. The risk of hemorrhage has been related to the size and appearance of the varices. There are several medical and surgical modalities available for primary prophylaxis of variceal hemorrhage. For patients with medium (F2) or large (F3) varices, or with red color sign (RC sign) regardless of the form of varices, we recommend prophylactic treatment. We suggest treatment with a nonselective beta blocker for these patients. We use nonselective beta blocker such as propranolol to block the adrenergic dilatory tone in mesenteric arterioles, resulting in unopposed alpha adrenergic mediated vasoconstriction and therefore a decrease in portal inflow. We titrate the dose using the patient's heart rate. The dose of the beta blocker may instead be titrated to achieve a resting heart rate of about 55 to 60 beats/minute. Beta blockers may need to be stopped if intolerable side effects occur, or if the patient develops ascites that becomes refractory to treatment, worsening hepatic encephalopathy, or spontaneous bacterial peritonitis.

8

心房細動や慢性心不全への
ジギタリス使用

□臨床指標 (Clinical Indicator) と■基準 (Criteria)

- □ ジギタリスの効果を知る
  - ■ 慢性心不全でのジギタリスの効果
  - ■ 心房細動でのジギタリスの効果
- □ ジギタリスを漫然と使用するのを避ける
  - ■ 意外な症状がジギタリスの副作用のことがある
  - ■ 腎機能や他の薬剤の影響にも注目する

CHALLENGE CASE

患者：70代男性

病歴：数週間前から食思不振と嘔気がある．体重は1か月で1kg程度減少している．倦怠感はあるが息苦しさは感じない．夜間発作性呼吸困難はない．受診の約2か月前から高血圧の薬が追加されている．

既往歴：糖尿病，高血圧，陳旧性心筋梗塞，虚血性心臓病，慢性心不全（肺うっ血による入院歴あり），慢性腎臓病，慢性心房細動，変形性膝関節症

内服薬：アムロジピン5mg 1錠分1，アスピリン腸溶錠100mg 1錠分1，フロセミド20mg 2錠分2，スピロノラクトン25mg 1錠分1，ジゴキシン0.25mg 1錠分1，バルサルタン40mg 1錠分1（2ヶ月前から追加），ロキソプロフェン60mg 3錠分3，レバミピド100mg 3錠分3

身体所見：身長167cm，体重65kg，血圧120/60mmHg，脈拍90/min，呼吸数20回/分，体温36.5℃

一見して重篤感は感じないが活気がない．

頸静脈波高は胸骨角から3cm程度，肝頸静脈逆流なし．

心音は不整（Irregularly irregular），汎収縮期雑音をIII/VI最強点は心尖部付近で聴取し，III音は聴取しない．

呼吸音は左右差なく喘鳴，ラ音を聴取しない．

腹部は平坦，軟で圧痛を認めない．

下肢に浮腫を認めない．

Tutorial

(指導医 Mentor：M)：慢性心不全と慢性腎臓病で通院加療中の方が，数週間の経過で進行してくる食思不振と嘔気で受診しました．食思不振や嘔気というのは，症状としてはありふれています．これだけだと鑑別診断はかなり多くなってしまいますが，どのようにアプローチしたら良いでしょうか？

(総合診療研修医 Generalist：G)：食思不振は身体疾患から生じる場合はもちろんありますが，その他にも心因性の原因も考える必要があると思います．身体疾患では慢性心不全や慢性腎臓病，糖尿病の悪化に加えて，体重減少を認めていることから悪性腫瘍も鑑別に挙がると思います．感染症の中では経過が比較的ゆっくりとしていることや体重減少から結核でしょうか…．他にも内分泌疾患では甲状腺疾患なども除外しておきたいところです．

M：ありふれた症状からは，鑑別診断の考え方も抽象的にならざるを得ませんね．ところで，他にも重要なカテゴリーを忘れていませんか．

G：医原性ということですか？

M：そうです．特に薬剤による食思不振は非常に多く見られます．

G：それではいま内服中の薬剤について，血中濃度を提出すればよいでしょうか．

M：薬剤には血中濃度が測れないものが多く，測れてもすぐには結果が出ないこともあります．血中濃度が高くないから副作用が除外できるとは限りませんので，血中濃度だけでは判断できないこともあります．薬剤の副作用かどうかを鑑別するには，身体疾患について鑑別を進めながら，必要性が低いと考えられる薬剤があればそれを中止してみるという方法がとられます．身体疾患の鑑別のために何をしますか，そのうえで中止できる薬剤はありますか．

G：心不全の悪化にしてはうっ血の症状，身体所見が見られませんし，体重減少はむしろ心不全の悪化によるうっ血に否定的です．糖尿病は血糖を定時に

測定してコントロール状況を評価するのに加えてヘモグロビンA1cの値も参考にできます．アンギオテンシンⅡ受容体拮抗薬が新しく開始されていますから，腎機能の悪化や電解質異常，特にカリウム値に注意します．ほかに悪性腫瘍の鑑別のためには，血算で貧血の進行がないかを確認し，必要なら消化管内視鏡も考慮します．これらを進めながら中止できる薬剤は…．新しく開始されたバルサルタンでしょうか．

M：新しく開始された薬を一時的に中止してみるというのは良い方法かもしれませんね．しかし，既往歴から判断するとバルサルタンはこの方にとって，予後を改善するために使用されている可能性が高いと思います．中止するにしても一時的で，後に代替薬を考慮する必要があるでしょう．他に中止できそうな薬はありませんか．

G：陳旧性心筋梗塞の既往がありますから，アスピリンはできるだけ続けたいです．虚血性心臓病による慢性心不全で肺うっ血での入院歴もあるということですので，利尿剤は欠かせないのかも知れません．ただ，食事がとれないまま利尿剤を続けていると，血管内容量が減少したり脱水に陥ったりしないように注意する必要があります．すると，残った薬の中でロキソプロフェンとレバミピドは中止できると思いますが，ジゴキシンは慢性心不全や心房細動に対して使用されていると思うので，中止できるかどうか….

M：ロキソプロフェンは変形性膝関節症の疼痛がひどくなければ中止するべきでしょう．ジゴキシンの慢性心不全や心房細動に対する効果は限定的です．慢性心不全患者についてのジゴキシンの効果についての研究では，心不全の悪化による入院は減らしますが生存率は改善させなかったとされています[1]．心房細動に対しては安静時の心拍数低下についてはある程度有効ですが，労作時の心拍数低下効果はないとされています．このことと，現在の症状や心拍数から考えるとジゴキシンは必須の薬ではないでしょう．

G：ジゴキシンは以前から内服されているようですが，そのような薬剤でも副作用を考える必要があるのでしょうか．

M：ジゴキシンの副作用が起こりやすくなる因子があります．知っていますか．

G：腎機能低下と，低カリウム血症ではジゴキシン中毒が起こりやすいと習いました．

M：そうですね．ほかにも高齢者であること，高カルシウム血症などもジゴキシンの副作用を起こしやすくすると言われています．この患者ではアンギオテンシンⅡ受容体拮抗薬が新しく開始されていますから，腎機能が変化したかもしれません．ロキソプロフェンも腎機能を悪化させることがあります．このように他の薬剤が影響することも考慮しなければいけません．以前から服用しているからといって，副作用が出ないと決めつけるべきではありません．患者の腎機能をはじめとした経年変化，他の薬剤が及ぼす作用などが副作用のきっかけになることを憶えておきましょう．また，ジゴキシンにはどんな副作用があるかも知っておくと良いでしょう．心臓に対する副作用だけでなく，それ以外の副作用も知っておいてください．

高価値な医療と不十分な医療
High-value Care & Low-value Care

High-value Care：

　ジゴキシンは，心房細動の心拍数コントロールの第一選択にはならない．慢性心不全に対しても入院の頻度は減らすとされるが，総死亡は減らなかったとされる[1]．慢性心不全や心房細動に必要とされる ACE 阻害薬や β 遮断薬を用いた上で更に症状の軽減や心拍数の低下を得たい場合に，これらを踏まえた上でジゴキシンの適応を考えるべきである[2]．

Low-value Care：

　ジゴキシンは注意すべき副作用を持つ薬剤でもある．他に必要な薬剤が使用されない状況で，以前から使用しているというだけで漫然と使用することは避けたい．ただし，低左心機能の場合には中止すると心不全が悪化することがあるので注意する．

Glossary

ジゴキシン（Box Ⅰ-8-1）

　ジゴキシンは，心臓に多く分布している Na-K ATPase（ナトリウムポンプ）を阻害し，これが Na-Ca 交換を促進して心筋の収縮力を増強する．また，洞房結節や房室結節で副交感神経様作用を有している．これが心房細動の心拍数コントロールに用いられる理由である．

　心収縮力を落とさず心拍数を低下させる作用があることから，特に低左心機能で頻脈性心房細動を有する場合に使用される．しかし，上記の通りその効果は限定的である．

　血中濃度 0.5～0.9 ng/mL が至適濃度とされ，1 ng/mL を超えると死亡率が上昇する[3]．

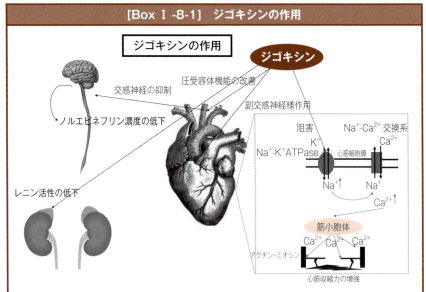

[Box Ⅰ-8-1] ジゴキシンの作用

ジゴキシンの作用：ジゴキシンは心筋の Na+-K+ ATPase を阻害することで心筋細胞内の Na 濃度を上昇させる．細胞内 Na 濃度が上昇することで Na+-Ca2+ 交換系が活性化して細胞内 Ca 濃度の上昇を招く．これは筋小胞体からの Ca の放出を促し，アクチン-ミオシンの連結を惹起して筋収縮増強に繋がる．これが心筋収縮力の増強をもたらす．ジゴキシンの副作用に高カリウム血症があるのは，Na+-K+ ATPase の阻害作用が強くでるためであり，低カリウム血症がジゴキシンの副作用を起こしやすくするのも Na+-K+ ATPase に関連している．その他，心不全患者で障害されている頸動脈圧受容体機能を改善し，結果的に交感神経を抑制してノルエピネフリン濃度を低下させるほか，レニン活性も抑制する．

Short Lecture：ジゴキシンの副作用（Box Ⅰ-8-2）

1．心血管系以外
　（ア）中枢神経；頭痛，倦怠感，見当識障害，失語，譫妄など[4]
　（イ）消化器；食思不振，嘔気・嘔吐，非閉塞性腸間膜虚血[5]
　（ウ）電解質異常；高カリウム血症

2．心血管系
　（ア）徐脈性不整脈；洞性徐脈，洞房ブロック，房室ブロック**（Box Ⅰ-8-3）**．
　（イ）心室性不整脈；心室性期外収縮，心室頻拍，心室細動

3．副作用を増悪させる因子
　（ア）腎機能障害
　（イ）低カリウム血症・低マグネシウム血症（低マグネシウム血症は
　　　低カリウム血症の原因になる）
　（ウ）高齢者
　（エ）虚血性心疾患，心アミロイドーシス
　（オ）甲状腺機能低下症
　（カ）薬剤
　　①利尿剤；低カリウム血症を生じやすい．腎機能を悪化させることもある．
　　②アンギオテンシン変換酵素阻害薬，アンギオテンシン受容体拮抗薬；
　　　腎機能障害がある場合．
　　③経口抗菌薬；腸内細菌がジゴキシンの吸収を抑えているので，これらに
　　　影響する抗菌薬内服によりジゴキシン血中濃度が上昇することがある[3]．
　　④アミオダロン，ベラパミル；血中濃度が上昇する．

推奨される治療

　ジゴキシンを中止する．腎機能障害がある場合は輸液をするなどして，可能な限り是正する．低カリウム血症の補正，低マグネシウム血症の補正，心室性不整脈が出現すればリドカイン静注．日本では未承認であるが，米国では抗ジギタリス抗体が使用でき著効するという[3,4]．

[Box Ⅰ-8-2] ジゴキシンの副作用

心臓に対する副作用	
徐脈性不整脈	洞性徐脈
	洞房ブロック
	房室ブロック

心臓以外に対する副作用	
中枢神経系	倦怠感・脱力
	頭痛
	失語
消化器症状	嘔気・嘔吐（おそらく最も多く，早期の症状として出やすい）
	食思不振
	非閉塞性腸間膜虚血 (Non Obstructive Mesenteric Ischemia, NOMI)
電解質異常	高カリウム血症

[Box Ⅰ-8-3] ジゴキシンの副作用；房室ブロック

ジゴキシンの副作用；房室ブロック

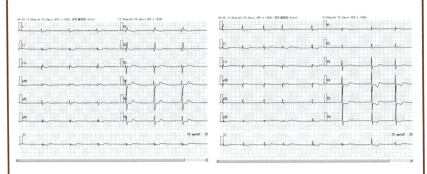

ジゴキシン中毒による房室ブロック：左）慢性心房細動にジゴキシンが使用され，完全房室ブロックを生じた症例．心房細動（p 波がない）にもかかわらず RR 間隔が一定である場合はブロックを疑う．QRS 幅が広く，心拍数が 40/ 分台であることから，完全房室ブロックと考えられる．右）ジゴキシン中止，低カリウム血症を補正して 2 日後の心電図．まだ徐脈ではあるが，RR 間隔が絶対不整（心房細動の特徴）で，QRS 幅が狭くなっていて，本来の調律に戻っている．

Recommendations

　心房細動の心拍数コントロールの第一選択としてはジギタリス製剤は使わない．β遮断薬や非ジヒドロピリジンカルシウム拮抗薬（ジルチアゼム，ベラパミル）で心拍数の低下が不十分な場合には考慮する．心不全患者で，以前から使われているという理由だけで漫然とジギタリス製剤を続けない．長年の間に患者の腎機能が低下したり，他の薬剤との相互作用が現れたりする可能性があることを知る．

　ジギタリス製剤内服中の消化器症状，全身倦怠感など非特異的な症状では副作用の可能性を念頭に置く．不要であれば中止して症状が改善するかをみる．

References

1) The Digitalis Investigation Group.　The effect of digoxin on mortality and morbidity in patients with heart failure.　N Engl J Med.　1997;336(8):525-33. Epub 1997/02/20.

2) Yancy CW, Jessup M, Bozkurt B, et al.　2013 ACCF/AHA Guideline for the Management of Heart Failure: A Report of the American College of Cardiology Foundation/American Heart Association Task Force on Practice Guidelines. J Am Coll Cardiol.　2013.　Epub 2013/06/11.

3) Gheorghiade M, Adams KF, Colucci WS.　Digoxin in the management of cardiovascular disorders.　Circulation.　2004;109(24):2959-64. Epub 2004/06/24.

4) 平岡栄治．ジギタリスは善か悪か？．Intensivist.　2009;1(4):744-9.

5) Takeuchi N. Non-occlusive mesenteric ischemia during the course of heart failure. J Clinc Case Rep.　2012;2(15):220-2.

（澤村　匡史）

Highlight

Case 8 Digitalis for the Treatment of Atrial Fibrillation and Chronic Heart Failure

Digoxin has the pharmacological action to decrease the heart rate without lowering cardiac contractility, therefore it has been used for the treatment of heart failure, especially that of chronic heart failure accompanied with atrial fibrillation for a long time. It is indeed a useful drug, however its effect has not only a limitation but also various adverse effects. Besides the heart, adverse effects on the digestive system and the central nervous system should be paid attention to. Because of patient's factor concerning renal function or drug interactions, adverse effects can often occurr. When drugs of renin-angiotensin system or beta blockers are used sufficiently for patients with heart failure, and the symptoms do not improve or the heart rate does not decrease, digitalis should prescribed carefully from low dosage. In these cases we must attentively watch the digoxin blood concentration, potassium level and magnesium level.

第2章
薬剤投与の応用力を学ぶ症例

9　アナフィラキシーに対するアドレナリン投与

10　高中性脂肪血症へのフィブラート系薬剤の
　　ルーチンの使用

11　腎不全患者さんへのクレメジン使用
　　― 昔はよく使っていたのだけれど ―

12　関節リウマチ患者さんへのDMARD
　　使用のこつ：メトトレキサートを中心に

13　疼痛管理におけるアセトアミノフェンの使用

14　COPD患者へのLAMAとLABA

15　COPD患者へのルーチンのマクロライド系
　　抗菌薬の少量継投与

16　胆石症全般へのウルソデオキシコール酸の
　　ルーチン投与

9 アナフィラキシーに対するアドレナリン投与

□臨床指標 (Clinical Indicator) と■基準 (Criteria)

- □ アナフィラキシーを診断する
  - ■ 急性期の診断は臨床診断である
  - ■ アナフィラキシーに典型的な病歴と身体所見を理解する
- □ 治療の第一選択であるアドレナリンを投与する
  - ■ 迅速に評価し治療を開始する
  - ■ タイミングを逸さずに早期にアドレナリンの投与を行う

CHALLENGE CASE

患者：18歳, 男性

病歴：夕食にエビを食べて15分後から全身の瘙痒と喉の違和感, 呼吸困難感が出現. 坐位の状態でいると悪心およびめまい感もあるため救急搬送された.

既往歴：気管支喘息

身体所見：血圧 80/50 mmHg, 脈拍 120 回/分, 呼吸数 18 回/分, 体温 36.5℃ 口唇の腫脹あり, 頸部で stridor を聴取しない, 両肺野で wheeze を聴取する, 四肢・体幹に膨疹を認める, 腹部に圧痛なし, 皮膚に冷汗あり, 神経学的脱落症状は認めない.

Tutorial

指導医（Mentor：M）：エビを摂取して短時間のうちに全身の瘙痒と喉の違和感，悪心，めまいが出現した症例ですが，病歴から何を疑いますか？

総合診療研修医（Generalist：G）：アナフィラキシーを疑います．来院時，全身の蕁麻疹や口唇の腫脹などの皮膚・粘膜症状に加えて，喘鳴を伴う呼吸器症状，悪心の消化器症状も認めています．さらに血圧も低く，ショック状態と考えられます．めまい感も血圧低下による症状の可能性が高いと考えられます．

M：そうですね．アナフィラキシーは特定のアレルゲンに暴露後に急性発症（数分〜数時間以内）する全身性のアレルギー反応ですね．急性期の診断は臨床診断**（Box Ⅱ-9-1）**であり病歴聴取と症状および身体所見が診断のカギとなります．アレルゲンに暴露後に皮膚粘膜症状（全身蕁麻疹，瘙痒・発赤，口唇・舌・口腔粘膜浮腫など），呼吸器症状（呼吸困難感，気管支攣縮，喘鳴や上気道狭窄音の聴取，低酸素血症など），血圧低下（脱力，失神，失禁など），消化器症状（腹痛，嘔吐，下痢など）のうち2つ以上を認める場合はアナフィラキシーを疑います[1]．アナフィラキシーは時に致死的な疾患であり，数分で死に至る場合もあります．しかも，発症後どのくらい重篤化するか予測も困難であるため[2]アナフィラキシーと診断した（もしくは疑った）時点で迅速に治療を開始しなければなりません．アナフィラキシーによる死亡率は0.65〜2％という報告もあり，覚知や治療の数分の遅れでさえ致死的になるとされています[3]．

では，この患者に対してどのようにアプローチをしていきますか？

G：気道，呼吸，循環の評価と併行してモニター装着，酸素投与，静脈路確保を行いつつ，まずは一刻も早くアドレナリンの投与を行います．気道の狭窄が疑われる場合は早期の気管挿管を考慮します．細胞外液の大量輸液も行います．

[Box Ⅱ-9-1] アナフィラキシーの Critical criteria

以下の3つのクライテリアのうち，いずれかに該当すればアナフィラキシーと診断する

1. 急速に（数分〜数時間以内）発症する症状で皮膚症状（全身の発疹，掻痒，紅潮など）または粘膜症状（口唇，舌，口蓋垂の腫脹など）のいずれかもしくは両方が存在し，かつ下記のA，Bの少なくとも1つを伴う
   A. 呼吸器症状（呼吸困難感，喘鳴，気管支攣縮，上気道狭窄，低酸素血症など）
   B. 循環器症状（血圧低下，意識障害，脱力，失神，失禁など）

2. アレルゲンに暴露後に急速に（数分〜数時間以内）発症する下記の症状のうち，少なくとも2つを伴う
   A. 皮膚・粘膜症状（全身の発疹，掻痒，紅潮，口唇・舌・口蓋垂の腫脹など）
   B. 呼吸器症状（呼吸困難感，喘鳴，気管支攣縮，上気道狭窄，低酸素血症など）
   C. 循環器症状（血圧低下，意識障害，脱力，失神，失禁など）
   D. 持続する消化器症状（腹部疝痛，嘔吐など）

3. アレルゲンに暴露後の急速な（数分〜数時間以内）血圧低下
   A. 小児：低血圧 (age specific)*，平時血圧の30%以上減少
      *低血圧の定義
      生後1ヶ月〜1歳未満：収縮期血圧 < 70 mmHg
      1歳以上：収縮期血圧 < 70 mmHg +(2 × 年齢)
   B. 成人：収縮期血圧 < 90 mmHg，平時血圧の30%以上減少

（文献1より抜粋・訳）

M：アドレナリンの投与は，アナフィラキシーに対する治療の第一選択であり最も重要な治療ですね．アドレナリンは肥満細胞からのメディエーターの放出（脱顆粒）を抑制し，気道拡張作用や血管収縮作用も有しているためアナフィラキシーの治療薬として理にかなっています．H1/H2 blocker やステロイドの投与は，蕁麻疹や瘙痒の改善や二相性反応の予防効果はありますが，急性期治療におけるメリットはありません．

では，アドレナリンの投与ルートや投与量はどうでしょう？

G：投与は筋肉注射（以下，筋注）で行います．容量は 0.01mg/kg（最大量 0.5mg）を大腿中央前外則（大腿外側広筋）に筋注し，症状の改善がなければ5〜15分毎に繰り返し投与を考慮します[2,4]．

M：その通りです．筋注のほうが皮下注射よりも薬物血漿濃度が速やかに上昇しますし[2,5]，筋注のほうが静脈注射（以下，静注）よりも手技的に簡便であるため素早く投与でき安全だからです．数回のアドレナリン筋注や volume resuscitation でもショックの遷延や心肺停止が切迫した症例ではアドレナリンの静注を考慮

して下さい[1]．静注は 0.1mg/ml（アドレナリン 1mg+ 生理食塩水 9mL 計 10ml にした溶液）を 1 ～ 3 分かけて 0.5 ～ 1ml（50 ～ 100μg）投与します．

G：アドレナリンは心肺停止の蘇生の際に用いる薬剤ですが，心肺停止でない患者に投与しても副作用は懸念しなくて良いのでしょうか？

M：アナフィラキシーに対するアドレナリン投与に絶対的禁忌はありません．アドレナリン投与の重大な合併症として，心血管系の合併症（狭心症，心筋梗塞，心室性不整脈など）が挙げられますが，重大な合併症は静注で多く，通常量の筋注では不安感や興奮，動悸，頭痛，振戦などが生じる可能性はあるものの致死的なものはほとんど起こらないとされています[5,6]．

アナフィラキシーが発症した際，どのくらい重篤化するか，どのくらいの早さで進行するか，速やかに回復するのかどうかは予測がつきません．主に窒息や循環虚脱により死亡し，死亡例のほとんどは発症から 30 分～ 1 時間以内に死に至ります．アナフィラキシーは早期に治療するほど反応が良いとされており，アドレナリン投与の遅れが予後不良に関連することも分かっています．アナフィラキシーと認識した時点，あるいは疑った時点でためらわずに迅速にアドレナリンを投与することが救命のポイントです．

高価値な医療と不十分な医療
High-value Care & Low-value Care

High-value Care：
● アナフィラキシーと認識した時点で迅速にアドレナリンを投与することが予後の向上につながる[5]．

Low-value Care：
● アナフィラキシーを認識しながらアドレナリンの投与をためらい，投与のタイミングが遅れることで短時間に急速に症状が進行し窒息や循環虚脱により死に至る可能性がある[5]．
● H_1/H_2 blocker やステロイドの投与は急性期治療におけるメリットはない．

Glossary

アドレナリンの作用　(Box Ⅱ-9-2)
- α1作用：血管収縮作用，末梢血管抵抗増加，血圧上昇，粘膜浮腫の軽減
- β1作用：陽性変力作用，陽性変時作用
- β2作用：気管支拡張作用，肥満細胞や好塩基球からのメディエーター放出（脱顆粒）の抑制

副作用
- 重大な副作用：心室性不整脈，狭心症，心筋梗塞，肺水腫，血圧上昇，脳出血[5, 6)]
- アドレナリンを投与しなくてもアナフィラキシーそのもので狭心症や心筋梗塞や不整脈が起こりうる．
- 通常量投与の副作用は，不安感や興奮，動悸，頭痛，振戦などがあるが，致死的なものは静注で多い．

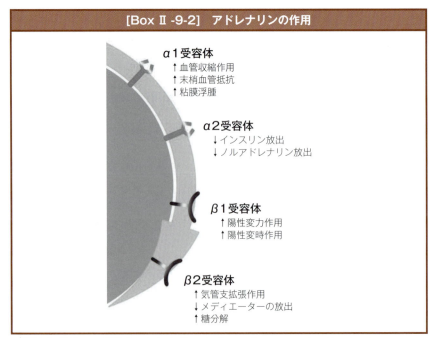

(F.Estelle R. Simons, MD. Anaphylaxis: Recent advances in assessment and treatment.
J ALLERGY CLIN IMMUNOL OCTOBER 2009; 625-636. FIG 3 を改変)

Short Lecture：アナフィラキシーの機序（Box Ⅱ-9-3）

- アナフィラキシーはアレルゲンに暴露後急速に発症する全身性のアレルギー反応で致死的な疾患である．

- 免疫（主に IgE）を介するものと免疫を介さないものがある[7〜9]．
① 免疫を介するもの
- IgE を介して肥満細胞や好塩基球に作用してヒスタミン，トリプターゼ，カルボキシペプシダーゼ A，プロテオグリカン，ロイコトリエン，プロスタグランジン，血小板活性化因子，サイトカイン（IL-6, IL-33, TNF-α）などの様々なメディエーターを放出させる．
② 免疫を介さないもの
- 直接，肥満細胞に作用してメディエーターを放出させる．

疫学
- 致死的なアナフィラキシーは 0.7〜2% に起こるとされている．死亡原因は窒息もしくは循環虚脱である．発症から短時間で致死的となりうる．院内医原性で 5 分，院外薬剤性で 10〜20 分，虫刺傷 10〜15 分，食物で 25〜30 分という報告もあり[3]，死亡例のほとんどはアレルゲンに暴露後 30〜1 時間以内に死亡する．
- 二相性反応は 1〜23% に起こる[4]．ほとんどは症状改善後 12 時間以内（6〜10 時間）に発症する．72 時間後に発症した報告もある[1]．
- 予後不良因子[1]
  年齢，喘息，心疾患，呼吸器疾患，急性感染症．
  βブロッカー，αブロッカー，ACE 阻害薬内服中．

診断基準（Box Ⅱ-9-3）
- 迅速に治療を行わなければならず，診断は臨床診断である．**Box Ⅱ-9-3** に診断基準を示す．皮膚症状は 80〜90%，呼吸器症状は 70%，消化器症状は 40%，循環器症状は 10〜30% に認める[5]．
- 血漿トリプターゼ（発症から 15 分〜3 時間が peak），ヒスタミン（発症から 15 分〜1 時間が peak）が上昇することがある[1,7,9]．しかし，アナフィラキシーに特異的ではなく通常院内で測定できないため急性期の診断としての有効性はない．

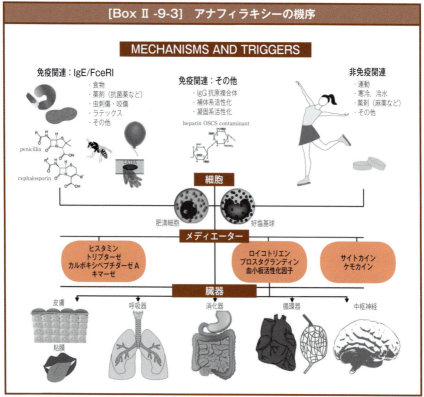

(F.Estelle R. Simons, MD. Anaphylaxis: Recent advances in assessment and treatment. J ALLERGY CLIN IMMUNOL OCTOBER 2009; 625-636. FIG 1 を改変)

急性期マネジメント

- アナフィラキシーと認識したらタイミングを逸さず早期にアドレナリンを投与する．0.01mg/kg（最大量 0.5mg）を大腿外側（大腿外側広筋）に筋注し，症状の改善がなければ5〜15分毎に数回繰り返し投与する[4]．
- 静脈路確保は必須である．血管透過性が亢進し数分で血管内 volume が血管外へ漏出する．重症例では，血管内容量の35％が数分で血管外へ漏出するという報告もある[1, 7, 10]．そのため，細胞外液（生理食塩水や乳酸リンゲル液など）の急速輸液を行う[1]．ショック患者では輸液量が十分でないとアドレナリンに対する反応も乏しくなる．

- βブロッカー内服中の患者ではアドレナリンに対する反応が乏しいことがある．その際は，グルカゴン1〜5mg静注を考慮する．グルカゴンはβ受容体を介さずに陽性変力・変時作用を有する[11]．
- 喘鳴を伴う場合は，気管支拡張剤（β2 stimulant）の吸入（アルブテロール，サルブテモール）を行う[1]．
- H_1 blockerは蕁麻疹や搔痒を軽減する．ジフェンドラミン25-50mg静注する[1]．効果発現まで100分近くかかるため急性期治療におけるメリットはない．皮膚症状がマスクされ潜在的にアドレナリンの投与が遅れる可能性があることを認識しておく[3]．
- H_2 blockerはH_1 blockerと併用することで相乗効果が期待でき，低血圧を改善するかもしれない[1]．ラニチジン50mg静注する[3]．
- ステロイドは症状遷延例や二相性反応の予防には有効である．効果発現まで4〜6時間かかるため急性期治療におけるメリットはない．メチルプレドニゾロン1〜2mg/kgを静注する[3]．
- 二相性反応を考慮して，少なくとも4〜8時間は経過観察する[4]．
- 帰宅に際して，アドレナリン自己注射（エピペン）処方の考慮，アレルギー専門医への紹介を忘れない．
- 院内発症のアナフィラキシーを防ぐため，薬剤や造影剤などのアレルギー既往歴聴取は欠かしてはならない．また，抗菌薬や造影剤などの薬剤投与や輸血時の患者観察はアナフィラキシーの早期覚知・治療のため非常に重要であり，アナフィラキシーと認識したらアドレナリンの早期投与とともに点滴ラインの抜去も忘れてはならない．

Recommendations

● アナフィラキシーは進行が早く致死的な疾患である．
● 臨床診断であり，いかに早期に覚知・診断し治療を開始できるかが予後を左右する．
● アドレナリンの投与が治療の第一選択である．アドレナリン投与の遅れが予後不良因子であり，投与を行わないデメリットのほうが大きい．そのため，アナフィラキシーと認識したら早期にアドレナリンを投与することが重要である．

References

1) Simons FER, Ardusso LRF, Bilò MB, et al. World Allergy Organization Guidelines for the Assessment and Management of Anaphylaxis. World Allergy Organization Journal. 2011; 4:13-37.

2) Dhami S, Panesar SS, Roberts G , et al. Management of anaphylaxis: a systematic review. Allergy. 2014; 69: 168–175.

3) Dudley LS , et al. Epinephrine for anaphylaxis: underutilized and unavailable. West-ern Journal of Emergency Medicine. 2015;16(3):385–387.

4) Irani AM, G. Akl EG. Management and prevention of anaphylaxis. F1000Research 2015; 4: 1-8.

5) Sheikh A, Shehata YA, Brown SGA, et al. Adrenaline for the treatment of anaphylax-is. Allergy. 2009: 64: 204–212

6) Kemp SF, Lockey RF, Simons FE. Epinephrine: the drug of choice for anaphylaxis. A statement of the World Allergy Organization. Allergy. 2008;63(8):1061.

7) SimonsFER. Recent advances in assessment and treatment. J Allergy Clin Immunol. 2009 Oct; 124(4):625-36.

8) Muñoz-Cano R. Mechanisms of anaphylaxis beyond IgE. J Investig Allergol Clin Immunol. 2016; 26(2): 73-82.

9) Simons FER. Anaphylaxis. Journal of Allergy and Clinical Immunology. 2010; 125(2): 161-181.

10) Brown SG, Blackman KE, Stenlake V, et al. Insect sting anaphylaxis; prospective evaluation of treatment with intravenous adrenaline and volume resuscitation. Emerg Med J. 2004;21(2):149.

11) CrawfordTM. Best evidence topic report. Glucagon infusion in refractory anaphy-lactic shock in patients on beta-blockers. Emerg Med J. 2005;22(4):272.

12) Simons FER. Anaphylaxis: Recent advances in assessment and treatment. J Allergy Clin Immunol 2009; 625-636.

（新里　盛朗）

Highlight

Case 9　Prescribing adrenaline for anaphylaxis

Anaphylaxis , which is a systemic allergic reaction, can quickly develop into a life-threatening. Diagnosis of the acute phase depends on the clinical diagnosis which consists of the patient's history, the sudden onset of characteristic symptoms and signs within minutes to hours after exposure to allergen, and symptoms and physical findings. However, because of the lack of a definitive diagnostic test, cases overlooked by under-recognition or under-diagnosis are observed these days.

The first-line medication for anaphylaxis is adrenaline of which 0.1mg/kg (0.3-0.5mg) should be administered by an intramuscular injection at the anterolateral aspect of the thigh. Adrenaline is life-saving having $\alpha 1$ action, namely action of decrease or voltage boost of airway obstruction by means of vasoconstrictor, mucosal edema, also having $\beta 2$ action, namely action of bronchodilation, decreased mediator release. Furthermore, there are life-threatening cases caused by being under-treated with adrenaline. In such cases, patients die mainly through respiratory arrest and/or shock with cardiovascular collapse within an hour after exposure to the allergen. After onset, it is difficult to predict the speed of the disease development and the grade of severity, therefore the delayed injection of adrenaline has proved to be related to the mortality. In recent years, intramuscular injection of adrenaline has been confirmed to be safe, also its rapid administration has also been recognized to improve the survival rate. When anaphylaxis is suspected, early administration of adrenaline is needed for lifesaving.

10 高中性脂肪血症へのフィブラート系薬剤のルーチンの使用

□臨床指標 (Clinical Indicator) と■基準 (Criteria)

□ 高中性脂肪血症の治療介入
- ■ 生活習慣の改善が有効であり，薬物療法を安易に開始しない．

□高中性脂肪血症の治療におけるフィブラート系薬剤使用は慎重に行う
- ■ 高中性脂肪血症におけるフィブラート系薬剤の有効性がはっきりしない

CHALLENGE CASE

患者：49歳　男性

現病歴：これまで会社の健診で肥満，高脂血症，脂肪肝を指摘されていた．夕食は居酒屋ですませることが多かった．最近，年齢の近い職場の上司が心筋梗塞になったため心配になり受診となった．

既往歴：肥満　アルコール　毎晩晩酌　泡盛2合　喫煙1PPD　10年前に禁煙

家族歴：父が糖尿病　冠動脈疾患はいない．

身体所見：身長168cm　体重80kg　BMI 28.3

　　血圧 130/80 mmHg　身体所見は明らかな異常所見なし．手背，肘，膝の腱黄色腫なし．血液，尿検査では空腹時血糖100mg/dl, HbA1c 5.8%, AST35 IU/L, ALT 38IU/L, γ-GTP120IU/L UA8.9mg/dl, T-cho 245mg/dl HDL-C 48mg/dl, TG 285mg/dl, 尿蛋白(-)

Tutorial

(指導医 Mentor：M)：検診にて肥満，脂質異常，高尿酸血症を指摘された方ですね．このように無症状の検診異常は頻繁に遭遇します．このような患者へどのようなアプローチをしたらよいでしょうか？

(総合診療研修医 Generalist：G)：BMI 高値，高脂血症，高尿酸血症であり，いわゆるメタボリック症候群と思われます．家族歴で冠動脈疾患がなく，身体所見でも腱黄色腫の所見がなく，LDL-C は Friedewald 式（LDL-C = TC - HDL-C - TG/5）を用いると 120mg/dl で 180mg/dl を超えないので家族性高コレステロール血症(FH) は考えにくいです．

M：素晴らしいですね．LDL-C が高値でしたら FH も鑑別する必要があります．LDL-C は直接測定法で測定する場合もありますが，Friedewald 式が推奨されています．しかし，TG ≧ 400mg/dl の場合は用いることができません．

G：LDL-C はそれほど高くありませんが，高中性脂肪血症（高 TG 血症）があるため薬物療法を併用したほうがよいでしょうか？

M：いきなり薬物療法を開始するよりも，脂質異常は生活習慣と大きく関わっているため食事療法を含んだ生活習慣改善から開始したほうがよいでしょう．

M：脂質異常症の治療は心血管リスクを考慮して対応する必要があります．最近は LDL-C よりも non HDL-C や T-Cho/HDL-C 比が心血管リスクの予測因子としてよいといわれています[1,2]．更に動脈硬化性疾患予防ガイドライン 2012 年版では心血管リスクはこれまでの健常者に対する相対リスクではなく，絶対リスクで評価することが可能になりました[3]．絶対リスクを用いるメリットは絶対リスクの低い患者に対する無用の治療を避けることができます．ガイドラインでも生活習慣改善である程度の効果があるとしています．

G：食事療法だけではなく薬物療法も併用したほうがよいのではないでしょうか？

M：高TG血症は心血管疾患，脳血管疾患の独立したリスク因子とされています．高TG血症が動脈硬化を促進するからだと考えられているからです．中性脂肪値≦88.5mg/dLを基準にした場合，それ以上で男性，女性共に心筋梗塞，虚血性心疾患，総死亡が増加するという報告があります[4]．更に高TG血症リスクに急性膵炎があります．しかし，LDL-Cの低下と心血管リスク減少のような明らかな関連とは対照的に，TGを低下と心血管疾患リスク減少の関連は明らかではありません．薬物治療開始する場合，TGを最も下げる効果の強い薬剤はフィブラートです．フィブラートの心血管疾患に関してのメタ解析では主要な心血管イベント，冠動脈イベント減少，非致死的な冠動脈イベント，アルブミン尿の進展抑制，網膜症は有意な減少が見られましたが，総死亡，心血管死や脳卒中，心不全は減少させなかったと報告されています[5]．さらに低リスク群では死亡率が増加したという報告もあります[6]．

高TG血症にルーチンにフィブラート系薬剤の使用は控えたほうがよいと考えられます．

M：高TG血症患者は原発性と他の基礎疾患に基づいて生じる続発性（二次性）高脂血症に分けられます．続発性高脂血症の中で高中性脂肪血症をきたすことが多いのは飲酒，肥満，糖尿病，クッシング症候群，尿毒症，血清蛋白異常症，薬剤（利尿薬，ステロイドなど）などです．治療ははじめに高TG血症をきたしうる原疾患の存在を確認します．原疾患があればその治療をまず行いましょう．また，軽度から中等度の高TG血症（TG≦500mg/dl）は生活習慣の改善が有効であるため積極的に行いましょう．それでも改善しない場合は個々の症例が有するリスクを総合的に考慮し薬物療法の是非を考慮します．その際，心血管リスクを考慮し，第一選択薬はフィブラートではなく，スタチンが推奨されています．正常LDL-Cで高TG血症におけるスタチンのスタディはありませんが，Heart Protection study（HPS）における参加者のLDL-C131mg/dl，TG354mg/dlであり，スタチン投与にて心血管イベント減少，TG低下がみられたと報告されています[7]．TG値をどこまで下げるか明確な基準はありません．

TG ≧ 1000mg/dl の場合急性膵炎のリスクが上昇するためフィブラート系薬剤による治療が推奨されます.

高価値な医療と不十分な医療
High-value Care & Low-value Care

High-value Care：

高 TG 血症患者の背景を考え，心血管リスクを評価して治療を行うことで，リスクの低い患者に無用の薬物投与を回避できる．TG ≧ 1000mg/dl で急性膵炎のリスクがある場合に投与を検討する．

Low-value Care：

高 TG 血症患者に安易にフィブラート系薬剤を投与することで副作用の危険にさらされる．

Glossary

高中性脂肪血症と動脈硬化

高 TG 血症と動脈硬化は多くの研究により報告されており，高中性脂肪血症は心血管疾患のリスクとなっているという報告や[4] 空腹時中性脂肪値が上昇すると冠動脈疾患リスクとなるというものだった[8]．しかし，これらの研究では空腹時の中性脂肪が低値 81mg/dL から 88.5mg/dL 未満の低リスク群を基準としたかなり厳しいものである．そのため，本邦の基準である TG ≦ 150mg/dL を大きく下回っていることに注意して解釈しないといけない．

また高中性脂肪血症と関連する重要な異常症として低 HDL 血症　インスリン抵抗性や高中性脂肪血症による過粘調にて血管内皮障害，組織虚血がある．

Short Lecture：フィブラート系薬剤のエビデンス

　フィブラート系薬の作用としては核内転写因子である peroxisome proliferator activated receptor-alpha（PPARα）の特異的なリガンドであり，PPARαはリポタンパクリパーゼ（LPL）合成増加を介してTGリッチリポ蛋白の分解を促進することでTG20%～40%低下させる．また，脂肪酸のβ酸化を促進し，肝のTG合成を抑制しTGを低下させる．フィブラート系薬剤はTG値を20～50%低下させ血漿過粘稠を改善する[7,9]．高LDL-C血症に対するスタチンの心血管イベント抑制の効果に関する報告は多数ある．しかし，高LDL-C血症を伴わない高TG血症に対する薬物療法の有用性に関してLDL-Cほどのエビデンスがないのが現状である．フィブラート系薬剤の心血管疾患に関してのメタ解析では総死亡，心血管死や脳卒中，心不全は減少させなかったと報告されている[5]．また，冠動脈疾患ハイリスクの糖尿病患者を対象としたFIELD study[10] では，プライマリアウトカムである冠動脈イベントは有意差がつかず，死亡率も有意差はなく，HR 1.11（0.95-1.29）と増加傾向を示していた．

　一方，急性膵炎は高TG血症がリスクといわれており，特にTG≧1000mg/dlは急性膵炎発症リスクといわれフィブラート系薬剤使用が推奨されている．ところが，軽度から中等度の高TG血症における急性膵炎を予防するかを検討したメタ解析ではフィブラート系薬剤投与では有意差はなかったものの急性膵炎の相対リスクを上昇させるという報告があった[6,10]．しかも，スタチンのほうは急性膵炎のリスクを下げていた．

　また，副作用には横紋筋融解症があり，特にスタチンとの併用時に多い．ワルファリン代謝を阻害するためワルファリンの減量が必要になる．更に，膵炎予防に使用されることがあるが，逆に膵炎のリスクを上昇させる報告もあり，胆石リスクを上昇させることと関連して膵炎のリスクがあがると考えられている[11]．

これらから，高TG血症におけるフィブラート系薬剤の積極的な使用を示す根拠は乏しい．また，急性膵炎予防に対しての使用も高リスクとなるTG≧1000mg/dlにおいても投与を慎重に検討したほうがよい．

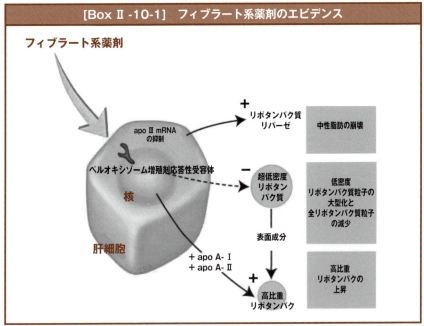

[Box Ⅱ-10-1] フィブラート系薬剤のエビデンス

(Robert S Rosenson, Section Editor Mason W Freeman Lipid lowering with fibric acid derivatives)

Recommendations

　高中性脂肪血症患者におけるフィブラート系薬剤を積極的に使用することで，心血管イベントを低下させる根拠が弱い．フィブラート系薬剤を使用することで横紋筋融解症などの合併症を引き起こすことがある．急性膵炎のリスクがある場合にその使用を考慮しても良い．

　高中性脂肪血症の治療は薬物療法より，生活習慣の変更が重要である．

References

1) Imamura T, Doi Y, Ninomiya T,et al. Non-high-density lipoprotein cholesterol and the development of coronary heart disease and stroke subtypes in a general Japanese population: The Hisayama Study. Atherosclerosis. 2014;233:343-348.

2) Ingelsson E, Schaefer EJ, Contois JH,et al.Clinical utility of different lipid measures for prediction of coronary heart disease in men and women. JAMA. 2007;298(7):776-785.

3) 日本動脈硬化学会（編）. 動脈硬化性疾患予防ガイドライン 2012 年版. 日本動脈硬化学会, 2012

4) Nordestgaard BG, Benn M,Schnohr P, et al. Nonfasting triglycerides and risk of myocardial infarction, ischemic heart disease, and death in men and women. JAMA. 2007;298(3):299-308.

5) Jun M, Foote C, Lv J, et al : Effects of fibrates on cardiovascular outcomes: a systematic review and meta-analysis. Lancet. 2010; 375: 1875–84.

6) Smith GD, Song F, Sheldon TA : Cholesterol lowering and mortality: the importance of considering initial level of risk. BMJ. 1993; 306: 1367-73.

7) Brunzell JD. Clinical practice. Hypertriglyceridemia. N Engl.J Med. 2007; 357(10):1009.

8) Tirosh A, Rudich A, Shochat T, et al. Changes in triglyceride levels and risk for coronary heart disease in young men. Ann Intern Med. 2007;147 (6):377.

9) Stein JH, Rosenson RS. Treatment of severe hypertriglyceridemia lowers plasma viscosity. Atherosclerosis. 1998; 137(2):401.

10) Keech A, Simes RJ, Barter P et al. Effects of long-term fenofibrate therapy on cardiovascular events in 9795 people with type 2 diabetes mellitus (the FIELD study): randomised controlled trial. Lancet. 2005;366(9500):1849-61.

11) Preiss D, Tikkanen MJ, Welsh P, et al . Lipid-modifying therapies and risk of pancreatitis. JAMA. 2012;308(8):804-811.

（宮良　忠）

Highlight

Case 10 It is not evidence-based medicine to use fibrates to the routine for hypertriglyceridemia — Low value care

Physicians commonly observe patients with hypertriglyceridemia which is deeply related to their lifestyle habits, so that it should be a top priority to improve their lifestyle. However, if it is not effective, pharmacologic therapy should be considered. The author recognizes that in fibrates, the most effective drug to decrease neutral fat, significant control effect of cardiovascular event has not yet been reported. For this reason, fibrates should not be prescribed easily.

11

腎不全患者さんへの
クレメジン使用
―昔はよく使っていたのだけれど―

□臨床指標 (Clinical Indicator) と■基準 (Criteria)

□ クレメジンを腎不全患者さんに適切に使うことができるか？
- ■ 尿毒症の病態と尿毒素の種類を理解する
- ■ 尿毒症の出る慢性腎疾患の病期を確認し，症状の除外診断はしっかり行う
- ■ クレメジンの持つ可能性を理解しつつも現在のエビデンスから示唆される実際の効果は直視して，それでも必要と考えれば用いる
- ■ 他の薬剤との相互作用に注意するなど内服方法に気を付ける

CHALLENGE CASE

患者：70歳男性．　ADL自活，既婚，8人のお子さんの父．
主訴：食欲が低下してきて疲れやすくなっている
病歴：長期に高血圧をかかりつけ医で治療され，腰の痛みに鎮痛剤なども内服していた．60歳の頃から血清のクレアチニンが上昇し始めていることが健診で指摘され，徐々にクレアチニンは上昇し最近のクレアチニンは平均で4.2mg/dLほど，BUNは60mg/dLほどに上昇している．画像上腎臓は小さいことを指摘されている．尿はよく出る．最近，仕事していて体力が落ちたことを強く自覚する．食事は何とか頑張って食べている．家族が腎不全食の宅配を頼んでいて，きっちりその食事を食べるようにしている．尿が多いので水分を避けていたが，最近医師の指示のもと水分量を1日最低1500mLほどは摂るようになった．体がだるくなり，体力がなくなっているのは腎臓の機能が低下したためではないかと考えて，どうにかできないかと訴えがあった．心不全症状はない．

CHALLENGE CASE

既往歴：左手を骨折したことがある．心疾患の既往なし．毎年健診は受けているが糖尿病の既往無し．高血圧は指摘されていたが長いこと降圧剤は内服していなかった．
社会歴：喫煙 1PPD を 20 歳から 40 歳まで 20 年　飲酒は機会飲酒　仕事は農業
家族歴：家族内では高血圧の方が多いが，透析を受けている方はおられない．
身体所見：身長 160cm, 体重 55kg, 血圧 140/80mmHg ほど，脈拍 70 回/分・整．日焼けしていて体格はすらっとしている．顔：眼瞼浮腫などなし・結膜に貧血所見なし．
頸部：甲状腺腫脹なし．頸静脈の怒張なども認めない．心音：整で心雑音聴かれず，呼吸音：左右差なし，ラ音も聴かれない．腹部：所見無し．下腿浮腫など認めず
処方：アテレック®（シルニジピン）10mg 朝食後，リピトール®（アトルバスタチン）5mg 1 錠　夕食後，ディーアルファ®（アルファカルシドール）1 カプセル 0.5μg 朝食後，エリスロポエチン製剤を月に 1 回皮下注射している．

Tutorial

総合診療研修医（Generalist：G）：先生，今日の患者さんは専門的すぎませんか？　腎疾患の末期の方の治療法を学んでいるようにも見えるのですが．すぐに専門科に任せたほうがよい領域のように感じます．

指導医（Mentor：M）：そうですね．詳しく言えば，このケースに関して専門科として議論したいところはたくさんあります．G 先生の言われる通り，腎不全患者さんのマネージメントとして大事なポイントが詰まっていますので，腎臓内科を専門としている私にはとても興味深い症例です．でも専門科をまだ決めていない G 先生には興味がわきにくいかもしれませんね．

だけど，研修医としてもぜひとも知っておいて欲しい症例です．腎不全の頻度は多いですので，こういう場面には時々出会います．また，進行した腎不全でありながら緊急で透析をするほどではなく，腎臓内科にすぐに紹介するには症状が非特異的すぎる際にどう対処するかということもとても大事なのです．我慢して聞いてくださいね．腎臓科はすでに回りましたか？

G：いいえ，まだです．

M：それでは基本的なところを一つお話ししましょう．その前に，この方にみられる食思不振や倦怠感などの症状の理由は何であろうとG先生は思っていますか？

G：おそらく，腎臓が悪いことに関係する症状ですよね．「貧血」とか「アシドーシス」とか「電解質異常」などでしょうか．あ，そういえば「尿毒症」とも言えませんか？

M：ありがとうございます．今日お話ししたいテーマ「尿毒症」を出してくれましたね．検査結果では貧血やアシドーシス，電解質異常も軽度で，除外していくと「尿毒症」かもしれないと思いつくことはとても大事です．「尿毒症」にはどのような症状があるかご存知ですか？

G：例えば，嘔吐・食思不振などの消化器症状だとか，傾眠傾向や認知機能低下なども聞いたことはありますよ．

M：さすが勉強家ですね．では，重要な基本の部分を少しおさらいしましょう．この方の腎疾患は**慢性腎臓病**(Chronic Kidney Disease) という疾患カテゴリーに入ります．

― **慢性腎臓病** Chronic Kidney Disease の定義―
G：慢性期の腎臓病ということですね．前から疑問に思っていたのですが，慢性期と呼ぶのはどのくらいからなのですか？

M:およそ世界共通の定義があり,日本のガイドラインでも米国の National Kidney Foundation という腎臓疾患の臨床領域に強い学会でも次のように定義されています.

> 慢性腎臓病とは,
> 「(1)糸球体ろ過量(GFR)の低下いかんにかかわらず,腎臓の構造的もしくは機能的異常が3か月以上続いている状態,もしくは(2)3か月以上 GFR ≤60 mL/minute/1.73 m2 の状態が続いている状態」のことです.(1)(2)両方の状態が同時にあってもよいです.
>
> 構造的もしくは機能的異常とは,病理学的異常もしくは検査上の腎障害のマーカーが認められることを意味します.
>
> 病理学的異常とは腎臓に組織学的にダメージが証明される,つまり腎生検で腎臓にダメージがあることが証明されるということです.一方,検査上の腎障害のマーカーが認められるとは,血液・尿検査・画像上のうちいずれかに腎障害の証拠が認められることを言います.

―慢性腎臓病 (CKD) の病期―

慢性腎臓病の重症度の分類として Stage は **Box Ⅱ-11-1** のように分けられています.

[Box Ⅱ-11-1] eGFR による CKD のステージ分類		
病期	eGFR (mL/minute/1.73 m^2)	重症度
Stage 1	90 以上	腎機能は正常だが,尿に異常所見もしくは組織学的異常を認めている
Stage 2	60〜89	軽度腎機能障害ではあるが,尿に異常所見もしくは組織学的異常を認めている
Stage 3A Stage 3B	45〜59 30〜44	中等度腎機能障害
Stage 4	15〜29	重度腎機能障害
Stage 5	<15 もしくは透析中	超重度もしくは末期腎不全

> **病期分類の添え字の意味**
> p：pを病期分類の後ろにつけると重度の尿蛋白を合併しているということを示唆します．（例：3Ap, 3A期で重度の尿蛋白を伴う．4p, 4期で重度の尿蛋白を伴う）
> T：Tを病期分類の後ろにつけると移植後という意味になります．
> （例：3AT, 3A期ではあるが腎移植後を受けた後）
> D：Dを病期分類の後ろにつけると透析中であることを意味します．
> （例：5D, 5期で透析中）

M：では，この患者さんはどのステージですか？

G：日本腎臓学会からのCKD診療ガイドラインからeGFRを計算すると11.9 ml/min./1.73m^{2}となり，G5(stage 5) となります．

M：なぜ，ここでStage分類をお話ししたかったかわかりますか？

G：今回のテーマの「尿毒症症状」がどのステージからみられるのか話したかったのですよね．

M：するどいですね．その通りです．ではどのステージからだと思いますか？

G：疾患や遺伝的背景によって違うけれども，おそらく最終ステージに入ってから．すなわち，Stage 5 (G5) からということではないですか？

M：あたりすぎて可愛げがないですが，その通りです．eGFR 10-15 ml/min./1.73m^{2}以下になると尿毒症症状が出るといわれています．もう少し早く，Stage 4でみられることもあります．

G：原因疾患にもよるのですよね？ 糖尿病性腎症ではeGFRではわかりにくい腎不全がすでにあるといわれていると聞いたことがあります．

M：その通りです．この方の腎臓不全は，幸い糖尿病性腎症によるものではなさそうです．背景からは，高血圧による腎硬化症もしくはNSAIDsの多用で腎不全になったか，もしくは慢性糸球体腎炎というカテゴリーに入るかもしれ

ません．腎臓は小さめですが高齢で多発性骨髄腫などの疾患が隠れているかもしれません．今回は治療可能な疾患はある程度除外できたと仮定して，G先生が言われたように進行した腎不全に起こる特有の症状であったと考えてみましょう．

G：「尿毒症」ということですよね．

M：そうです．疲れやすさの理由の一つに「貧血」もありますが，十分腎性貧血の治療を受けていると考えると鑑別のリストの中には「尿毒症」は上がってきてほしいですね．
同時に，原因のはっきりしない食思不振や体重減少，倦怠感を「尿毒症」として簡単に片づけず，「悪性疾患」が隠れている可能性を検索する慎重さも必要です．

[Box Ⅱ-11-2] 各CKDステージで現れることの多い臨床所見

	eGFR(mL/minute/1.73 m²)	臨床所見
CKD stage 1	≧90	症状が出てくることは少ない
CKD stage 2	60〜89	高血圧，尿蛋白量増加
CKD stage 3A CKD stage 3B	45〜59 30〜44	早期の腎性骨症 腎性貧血
CKD stage 4	15〜29	疲労感，下腿浮腫，食思不振，吐き気
CKD stage 5	<15	尿毒症症状

尿毒症の定義は「腎不全の進行に伴って起きる多様な生化学的かつ生理学的機能の破綻状態 (the deterioration of multiple biochemical and physiological functions in parallel with progressive renal disease)」とされていますが，尿毒症を起こすすべての機序が理解されているわけではありません[1]．「尿毒症」の診断は基本的には除外診断となりますが，臨床診断でもあります．他の疾患で説明できない症状で，慢性腎不全のステージから言って尿毒症で出てきている可能性が高いのであれば，尿毒症による症状なのかもしれないと通常は言ってしまうことが多いです．繰り返しになりますが，倦怠感などの症状が他の原因で起きているかもしれないという（薬剤性，悪性疾患，感染症，膠原病，電解質異常，貧血など）除外診断は，尿毒症の診断でとても重要です．

また，尿毒症を起こすとされる尿毒素 (uremic toxin) にもいろいろな種類があることも知っていてください．まず，おおまかには **Box Ⅱ-11-3** の三種類に分けられるといわれています．

[Box Ⅱ-11-3] 尿毒症を起こすとされる尿毒素 (uremic toxin)		
尿毒素	種類	代表的な尿毒素と考えられている物質
1	非蛋白結合性水溶性小分子	尿素 グアニジン 　ADMA(Asymmetric dimethylarginine) 　SDMA(Symmetric dimethylarginine) シュウ酸 尿酸 リン ポリアミン TMAO(Trimethylamine-N-Oxide) カルバミル化合物
2	蛋白結合性脂溶性小分子	**フェノール*** 　**P-cresol*** 　**P-cresylsulfate*** ホモシステイン **インドール (Indoxyl sulfate)*** Furanpropionic acid (CMPF: 3-carboxyl-4-methyl-5-propyl-2-furanpropionic acid)
3	中分子 (>500D)	20種類以上 中分子 (750-900D) 中分子 (500-2000D) クロマトグラフ様中分子 (1000-5000D) β2-マイクログロブリン (12000D) 副甲状腺ホルモン (9000D) AGE(Advanced glycosylation end products) 　終末糖化産物 (2000-6000D) レプチン (16000D) FGF-23(Fibroblast growth factor-23) 他中分子物質: Complement factor D, adrenomedullin, atrial natriuretic peptide(ANP), gherlin, resistin, immunoglobulin light chains, neuropeptide Y, various cytokines.

D: Dalton, 太字に*マークの物質が主にクレメジンで除去される物質

G：たくさんの種類がありますね．

M：上記のほとんどが，過剰な蓄積は臨床的に問題があると考えられています．末期腎不全になって透析が必要になった場合，主に体の水溶性小分子と中分子透析の拡散と濾過の機能で除くことができます．腹膜透析や血液濾過透析は中分子を比較的うまく除くことができます．しかし，「脂溶性小分子物質」というのは実は今の透析の手法ではうまく除くことができないといわれています．今日お話しする，クレメジンで除くといわれるのはこの三種類（水溶性小分子，脂溶性小分子，中分子）うちのどれだと思いますか？

G：専門的過ぎて，正直よくわかりません．

M：すみません．突っ込みすぎましたが，少し聞いてください．クレメジン（吸着活性炭）が消化管から除くといわれているのは，透析で除くことが難しいといわれる脂溶性小分子だといわれています．

G：⁉ 透析って万能ではないのですか？ 透析を始めた人はクレメジンをやめるべきと聞いたことがありますが．

M：私もよく聞きますし，臨床でそうしていることも多いのですが，その情報の整合性はまだよくわかりません．

M：脂溶性小分子 P-cresol が高濃度であると，感染症による入院が多く，尿毒症症状を起こしやすく，死亡率や心血管死亡率が上がることが知られています．Indol (Indoxyl sulfate) は腸内細菌の代謝物で，残存する糸球体血管を硬化させるといわれています．P-cresol, Indol のどちらも腎障害を加速させるのに寄与すると考えられていたのでした．クレメジンはこれらの物質の吸着に優れているので，尿毒素物質を取り除き，腎機能が悪くなったときに増加する P-cresol, Indolなどの脂溶性小分子を吸着して，結果として腎不全の進行を緩徐にしようとしたのが保存期腎不全に使われてきた理屈です．

G：本当にそうならすごいことです．

Short Lecture：尿毒素吸着活性炭のエビデンス

M：そうなのですが，残念ながらクレメジンはエビデンスを出す段階においては使用を推奨するような結果が得られていません．保存期腎不全～末期腎不全の非透析患者さんにクレメジンを使用した研究のレビューが2014年にコクランライブラリーから出ていますので簡単にサマライズしてみました[2]．

[Box Ⅱ-11-4] 2014年コクランライブラリーレビュー：クレメジン使用のエビデンス

	研究群1	研究群2	研究群3
研究の数	3	8	3
治療	クレメジン+通常の治療	クレメジン+通常の治療	Ai XI Te+通常の治療
対象群	プラセボ+通常の治療	通常の治療	通常の治療
アウトカム			
末期腎不全の発症	評価なし	評価あり（有意差なし）	評価なし
末期腎不全に至るまでの時間	評価不可	評価なし	評価なし
死亡率（all-cause mortality）	評価不可	評価あり（有意差なし）	評価なし
QOL指標	評価なし	評価あり（有意差なし）	評価なし
副反応	評価あり（有意差なし）	評価あり（有意差あり）*	評価あり（有意差なし）*
代替アウトカム			
クレアチニン変化率	評価あり（有意差なし）	評価あり（有意差なし）	評価あり（有意差あり）
1/クレアチニンの傾きの変化率	評価あり（有意差なし）	評価あり（有意差なし）	評価なし
クレアチニンクリアランスの変化率	評価あり（有意差なし）	評価あり（有意差あり）*	評価あり（有意差あり）*
GFR変化率	評価なし	評価あり（有意差あり）*	評価なし

M：コクランライブラリーに選ばれたランダム化比較試験と準ランダム化比較試験を集めたレビューで，15の研究で対象となった合計1590人の集団への吸着活性炭の臨床効果を評価しています．研究はデザインにより3パターンに分けられています．参加した集団の腎機能はCKDのstage 1～5すべてを含んでおり，透析が導入されていない集団を対象にしています．15の研究のうち，10の研究は日本から，3つの研究は中国から，2つの研究は米国から出ています．15の研究のうち，ひとつは他の薬剤を使っていて表には載せていません．

これらの研究にはデザインの一部に問題があることが指摘されています．例えば，各々の患者さんのCKD診断基準についての情報が少ないとか，CKDの期間について言及している論文は一つもない，原因疾患によるCKDの区別をしていない，など研究として不十分なものが多いとされています．これから

十分な研究デザインの検討の後に，再度研究を試行することが必要でしょう．

G：腎機能低下の速度を遅らせる可能性はあるということですよね．

M：その可能性はあるという，良い意味にとってもいいのかもしれませんね．
　最後に副作用と注意点についてお話ししますが，クレメジンを使うことで消化管の運動低下が起こる可能性はありますが重篤な問題は生じませんでした．注意点としては，他の薬剤と同時に内服するとその薬剤を吸着してしまい，効果を落としてしまう可能性があるため他の薬を内服した後1時間半から2時間してから内服すること．また，食感がざらつき飲みにくいことや，元々多剤を内服している腎疾患の患者さんに毎日三回も新しい薬を内服することで，アドヒアランスが低下するという問題点も考えておくべきでしょう．

高価値な医療と不十分な医療
High-value Care & Low-value Care

High-value Care：
- 尿毒症と尿毒素の病態生理を理解する．
- クレメジンの可能性とエビデンス上の限界も理解する．
- クレメジンの可能性と限界を念頭に入れたうえで，必要と判断すれば用いる．
- 他の薬剤との相互作用にも気を付ける．

Low-value Care：
- 機序上問題ないとして，エビデンスを考えずに処方する．
- エビデンスがないとして，全く用いない．
- 内服方法の注意点を気にかけない．

M：私は，研修医の時期には保存期腎不全の患者さんたちにクレメジンを使うことを勧められてきました．確かに，クレメジンを開始すると食思が改善し，クレアチニンが下がってくる人がいたような記憶があります．それは，今思うとプラセボ効果だったのかと考えさせられます．

急に最近になって，腎不全には不要といわれ，エビデンスがないからと処方していることを変に思われることもあります．個人的には，簡単にこの内服薬を選択肢から除外するのではなく，将来はどうなっているかわかりませんので，興味深く研究結果を追っていこうと思います．最近報告されたクレメジンの無作為ランダム化比較試験(EPPIC)，母数が2000を超える進行期腎不全の患者さんたちに行った試験，でもあまり効果は思わしくなかったようですが[3]，もしかすると，透析患者さんに使いましょうという話にもなるかもしれません．大事なのはエビデンスがないことで簡単に否定せず，機序があっているからと簡単に肯定せず，患者さんの症状や予後を改善させる選択肢の一つとして持っておき，適切な使用法や使用時期はいつなのか考え続けることなのかもしれません．

Recommendations

- 尿毒症の症状は，腎機能の程度により起こりうる症状なのかを評価すると同時に除外診断をしよう
- クレメジンの作用と内服上の注意点を頭にいれて処方しよう
- 不明な情報は新しい情報をアップデートし続けよう

References

1) Vanholder　R. Uremic toxins. UpToDate, 2015

2) Quiroga B, Arroyo D, de Arriba G. Present and future in the treatment of diabetic kidney disease. Journal of Diabetes Research. 2015 ;ID 801348, 13 pages

3) Gerald Schulman, et al.Randomized placebo-controlled EPPIC Trials of AST-120 in CKD. JASN. 2014010042;published ahead of print October 27, 2014, doi:10.1681/ASN.2014010042

（諸見里　拓宏）

Highlight

Case 11 How to Prescribe Kremezin, which used to be more common, for Renal Failure Patients

It is necessary for generalists to acquire the following skills for the better management of patients with advanced renal failure.

・To recognize that each stage of the renal failure has characteristic symptoms associated with the degree of reduced kidney function.

・To have an option of prescribing Kremezin to patients suspected to have uremia in consideration of lipid soluble uremic materials which are difficult to be removed by dialysis.

・To keep updated and have objective perspective balanced between mechanism based treatment and evidence based medicine.

12 関節リウマチ患者さんへのDMARD処方のこつ：メトトレキサートを中心に

□臨床指標 (Clinical Indicator) と■基準 (Criteria)
□ 適切な時期に関節リウマチの治療が開始できる． □ 関節リウマチ診療の中で「充分な鑑別診断」と「早期治療」のバランスを適切にとれる 　■ 関節リウマチの診断のプロセスを理解する 　■ DMARDの効果と副作用を十分に把握する 　■ 年齢や経済背景などの患者背景も考慮して，患者さん一人一人に適切な治療内容と治療開始時期を自分で設定できる

CHALLENGE CASE

患者：38歳女性　デザイナー　既婚　二人のお子さんの母
主訴：2か月間続いている朝の手のこわばりと微熱

病歴：2か月前から朝起きると両手がこわばって動かしづらい．特に右手の人差し指と中指がひどい．ゆっくり動かしていると40〜50分ほどして徐々に手が動くようになる．主に指の近位部の関節と手首が左右とも動かしづらく感じる．関節の発赤はないが，両手の指関節全体が張っている気がする．右肘も動かしづらく，仕事でも細かい作業がしづらくなっている．痛くなっているのは，主に前日の料理で使った関節のような気もする．関節の痛みは，頭痛薬のイブを内服すると数日はよくなるように感じるが，徐々に効かなくなる．微熱も自覚している．

　熱はいつも35.5℃前後と低めだが，ここ2か月は36.2℃ほどが平均で基礎体温が上がっている気がする．皮疹は認めず，覚えている範囲では風邪症状もなかった．

CHALLENGE CASE

既往歴：虫垂炎で手術歴あり．現在10歳と8歳のお子さんを妊娠・出産した際の産婦人科の検査では，特に異常を指摘されなかった．アレルギー歴なし．
家族歴：叔母が関節リウマチで治療中．腫瘍性疾患の家族歴なし．
身体所見：身長165cm, 体重52kg, 血圧95/55mmHgほど，脈拍80回/分・整全身状態は良好．明らかな皮疹や皮下腫瘤なし，口腔内に齲歯や口腔内アフタ認めず．
頸静脈怒張なし，心音整・心雑音聴かれず，肺野にラ音など聴かれず．
触診上PIP（proximal interphalangeal joint；指の第2関節）・MCP（metacarpopharangeal joint；中手指節関節）・手首関節に滑膜が腫張している印象あり　指関節の変形は認めず（発赤と圧痛は認めなかった）
処方：なし

Tutorial

（総合診療研修医 Generalist：G）：先生，今日の患者さんは関節リウマチでしょう！

（指導医 Mentor：M）：おお，積極的ですね．僕も関節リウマチらしいと感じますが，先生がそう考える根拠はなんですか？

G：左右対称性の関節痛に1時間ほど続く朝のこわばり，関節リウマチの家族歴に他の膠原病らしくないところなど，よく聞くリウマチの発症ではないかと思ってしまいます．あまり膠原病を診れていないのでアドミッションノート（入院時診療記録）をとってくるついでに関節リウマチの診断基準（ポイント①）を確認してきました．だけど，診断基準がいくつかあるうえ，正直わかりにくかったです．古いのですが，ややわかりやすかった1987年のACR（米国リウマチ学会）

の診断基準に当てはめると（**Box Ⅱ-12-1**），6週間以上続いている症状で，1・2・3と3つの症状が当てはまりそうな印象で，関節炎と言っていいのかわからないのですが，あとリウマチ因子もしくはX線上の骨びらんなどの関節リウマチに典型的な所見を認めれば診断と言えそうですよ．

M：その診断基準は僕が学生のころから使われていてなじみ深いです．たしかに，この診断基準は満たしそうではありますが，もしリウマチ因子が陽性でありさえすれば，この症例は関節リウマチであると自信をもっていえますか？
　反対に，リウマチ因子が陰性でX線で骨びらんがなかったとして，関節リウマチではないといえますか？

G：自信はないです．診断基準も古いですしね．そういえば，よく使われている抗CCP抗体（抗シトルリン化環状ペプチド）などの検査項目も入っていないですよね．
　一般的に，関節リウマチの症状って関節痛とか発熱とか非特異的なものが多いように感じます．そのうえ，私は関節リウマチの初診をみた経験が少ないので，正直，まずは他の疾患でないという確信が持てないのです．だからといって，年齢から考えても放っておいてよい症例ではなさそうですね．そんなこと考えていくと，どこから治療していい関節リウマチなのか，線引きって実は難しそうですね．この症例のように，初診のケースで若い方であれば特にこの線引きが難しいと感じます．もしかすると，まだ出産希望などあるかもしれませんし，薬の選択も簡単ではないかもしれないですよね．

M：とても良い視点だと思います．そうです．先生の言う通り，関節リウマチの診断は除外診断も大事になってきます（ポイント②）．そのうえ，関節リウマチは診断と治療のタイミングがとても大事（ポイント③）です．治療が遅れると，予防できていたはずの関節変形が予防できないし，診断に時間をかけないで治療が早すぎると，関節リウマチでない疾患にリスクのある不要な治療をしてしまう可能性がでてくるでしょう．

G：そうか，そうですよね．それに，関節リウマチの治療薬は，副作用があるのに長期に使わなければならない薬の印象がある（ポイント④，⑤）ものですから，始める際に気が引けるような気がします．ステロイドがリウマチの痛みによく効くというのは知っています．ステロイドは，喘息の治療などで使いなれていますけれど，リウマチの時には長期指標に使用しなければいけないのですか？こういう若い方にステロイドを長く使うと，副作用で人生を変えてしまいそうですので，うまく使わなければいけないですね．

M：その通りです．その気持ちを忘れないでください．

　あと，先ほど抗 CCP 抗体の話がでてきましたが，関節リウマチ発症時の陽性率は 50% 程度で，感度は 67%，特異度は 95% といわれていますから，特異度においてかなり有用とされるこの検査が入っていない点でも診断基準としては問題ですね．先生が言われるように特異度の低い症状や検査でリウマチを判断していた時代から，抗 CCP 抗体がでてきたことで，リウマチ診療はかなり変化しています．しかし，発症時の陽性率が半分しかないことから頼り切ることはできないことは知っておいてください．

M：他にはどのようなリウマチの治療薬をご存知ですか？

G：よく聞くのは，リウマトレックス®（メトトレキサート）と生物製剤ですよね．よく順序がわかりませんが，通常リウマトレックス®を最初に使って，その後効果がないときに生物製剤を使用すると聞いたことがあります．他にも同様の薬，確か DMARD にはリマチル®（ブシラミン）などもあったように覚えていますが，副作用も多いと聞いています．

M：一番大事な薬が出てきましたね．関節リウマチに最も大事な治療薬のメトトレキサートと最近開発の目覚ましい生物製剤ですね．では，少し難しい質問をさせてもらいたいのですが，それらの副作用の多いリウマチの薬は，いったい何を目的に使われているのか聞いたことはありますか？（ポイント⑥）

G：よく教科書や授業で写真に出てくる，関節リウマチで起こる高度な関節変形を予防する，つまり QOL（Quality of Life：生活の質）の低下を予防するということですよね．加えて，痛みをとることも大事だと思います．

M：ありがとうございます．大分，すっきり理解していますね．素晴らしいです．関節変形を防ぎ QOL 低下を予防するいうことと，痛みをとるということはリウマチ治療における大事な目的のうちのふたつです．先生は，関節リウマチ診療の重要な流れを十分に把握していると思います．

　本日お話ししたい，DMARD (Disease Modifying Anti-Rheumatoid Drugs) に関しても先生は触れてくれました．その中でも，メトトレキサートは現在，関節リウマチ治療の中心的な薬として確立しており，副作用も視野に入れて，上手な使い方が求められるようになっています．そのためには適切な診断過程の理解を避けては通れません．簡単にですが関節リウマチの診断と治療を始めるまでのポイントを今日の話を振り返って整理してみましょう．DMARDs を上手に使うためには次のすべてのポイントが欠かせません．

　本日の話で出てきたポイントをまとめると次のようになります．
　　① 関節リウマチの診断基準の使い方
　　② 十分な除外診断
　　③ 治療を開始する適切なタイミング（疾患活動度の評価が行える）
　　④ ステロイドの始め方と使い方
　　⑤ DMARD の長所短所を理解しつつ，うまく使えるようになる
　　⑥ リウマチ治療の目的を理解する

　①〜⑥までのステップは関節リウマチを診断・治療するにおいてどれもとても大事です．すべてを細かくお話ししたいのですが，ポイントをかいつまんでお話ししようと思います．

Short Lecture：DMARDs をうまく使うための6つのポイント

① 診断基準をうまく使う

　関節リウマチの診断基準はこれまでいくつか代表的なものが出ています．各々の診断基準には強みや弱み，制限があります．先生が持ってこられた，1987年の関節リウマチの分類基準（下記左欄）は長らく使われていたものでした．その後，1994年に日本で作られた早期関節リウマチの診断基準と，2010年の最新の分類基準を図にしています．比較してみましょう (**Box Ⅱ-12-1**)．

　まず，覚えておくべきことは，リウマチ薬を始めてよい基準として選ばれている関節リウマチの分類基準は1987年の米国リウマチ学会の分類基準と2010年の ACR/EULAR の分類基準の主に二つです．

　1987年の分類基準は，その基準を満たせばリウマチ薬を用いてもよいという治療開始のメルクマールとして用いられたのが長く使われてきた理由の一つです．しかし，その分類基準は早期 RA を見つける能力に乏しいといわれます．早期 RA を効率よく探そうとする診断基準は1987年以降いくつか出ていました．そのために，日本でも1994年の早期リウマチ診断基準が作り出されたのですが，工夫して感度を上げたところで，分類された患者さん全員にリウマチ薬使用を保証できるほどの特異度はもっていなかったのです．いいかえると，リウマチでは無い疾患まで拾い上げるので，その診断基準をもとにリウマチ薬を始めてよいとは言いづらかったのです．

　早期 RA を見つけることができる上に，感度特異度ともにリウマチ薬を用いるだけの疾患分類能があるのは2010年の ACR/EULAR の診断基準です．診断基準には共通点もあり，強みや弱みがあります．各々の診断基準の特徴を理解していれば，リウマチ薬を使うべき症例を効率よくあぶりだすことができるようになってきます．

② 十分な除外診断

　診断基準を満たしそうで，もうこれでいいから診断にしてしまいたいと思うことは臨床ではよく遭遇します．しかし，そこで一歩踏みとどまって，関節炎をきたす他の疾患の検索を行うと実はリウマチではないということは稀ではありません．診断基準に明記されているのは"他疾患で説明できないとき"という但し書きです．これは十分に除外診断をすべきであるということを我々に伝えています．

[Box II-12-1] 関節リウマチの分類基準（1987年度版，1994年度版，2010年度版）（文献1, p453-458 より引用）

米国リウマチ学会による関節リウマチの分類基準（1987年）	日本リウマチ学会による早期RAの診断基準（1994年）	ACR/EULAR 2010年に基づくRAの分類基準
1 朝のこわばり：最大の改善をみるまでに1時間以上かかる 2 同時に3領域以上の関節炎（以下14関節のうち） 3 手，PIP，MCPのうち少なくとも1領域の関節炎 4 14関節のどちらかに対称性の関節炎がある 5 リウマトイド結節 6 血清リウマトイド因子陽性 7 X線上，手/指関節の骨びらん，近辺の骨萎縮 1～7の7項目中4項目以上を満たす疾患をRAと分類する 1～4は6週間以上持続し，関節炎は腫脹または関節周囲に軟部組織があるもの 14関節：PIP近位指節間関節，MCP（中手指節間関節），手関節，肘，膝，足，MTP（中足趾節間関節）の7領域，左右で14領域	1 朝のこわばり 2 3関節以上の圧痛または他動時痛 3 2関節以上の腫脹 4 リウマトイド結節 5 リウマトイド因子陽性 6 赤沈≧20mm/hr，またはCRP陽性 1～6の6項目中3項目以上を満たす疾患を早期RAと分類する	腫脹または圧痛のある関節数 A 大関節　　　1関節　　　　　　 0点　大関節：肩，肘，股，膝，足 　　　　　　　2関節以上　　　　 1 　　　　　　　小関節：MCP, PIP（母指P） 　　　小関節　1～3関節　　　　 2　　母指CM, 母指MTP関節は除く 　　　　　　　4関節以上　　　　 3　　（Distal IP, 母指IP, 母指MTP関節は除く） 　　　小関節　1つを含め，10関節以上 5　　←左記には，顎，胸鎖，肩鎖，顎頭関節を含めてもよい B リウマチ因子または抗CCP抗体 　両者とも陰性　　　　　　　　 0 　一方が弱陽性（基準値の3倍未満）2 　一方が強陽性（基準値の3倍以上）3 C CRPまたは赤沈 　いずれも正常　　　　　　　　 0 　一方が上昇　　　　　　　　　 1 D 関節症状の持続 　6週末満　　　0 　6週以上　　　1 6点以上であれば関節リウマチと診断する
問題点：感度が低く（早期リウマチでは50%前後がともいわれる）早期の関節リウマチをとらえづらい，特異度は91%ほど，シェーグレンなどの疾患でも満たしうる，この診断でリウマチ薬を始めるを遅きに過するという意見もある	問題点：特異度が低い（72%～97%）日本での早期リウマチに対する感度は76%ほど抗リウマチ薬開始の基準には用いられない	問題点：1個所以上の関節の"腫脹"がある．他疾患で説明できないときという但し書きがあり，新規発症者の診断に焦点を当てているため，進行した関節リウマチを評価することは得意ではない レントゲンで骨変化があり，過去にスコアが6点以上あったであろう症例は分類基準から外せると診断できる 朝のこわばりは分類基準から外されている
利点：汎用性があり，長く使われており，既存のリウマチ疾患の疫学データからの情報を実際の患者に当てはめる際には頼れる基準 容易に用いることができる	利点：検査項目が重視されている 現場に応用しやすい簡便性 領域ではなく関節数をカウント	利点：汎用性に用いることができる 抗リウマチ薬期間基準として用いられる 炎症反応にCCP抗体の診断基準に導入し，感度特異度ともに高く早期診断ができる高機能のスコアとして期待されている 関節数のカウントであるので簡便

> [Box Ⅱ-12-2] 関節リウマチと鑑別が必要な疾患 難易度別
>
> **RAと鑑別が必要な疾患**
>
> **難易度高**
> ウイルス感染に伴う関節炎（パルボウイルス，風疹ウイルス）
> 他膠原病(Sjogren症候群，SLE, MCTD, 皮膚筋炎，多発性筋炎，強皮症)
> リウマチ性多発筋痛症
> 乾せん性関節炎
>
> **難易度中等度**
> 変形性関節症
> 関節周囲の疾患(腱鞘炎，腱付着部炎，肩関節周囲炎，滑液包炎など)
> 結晶誘発性関節炎(痛風，偽痛風)
> 血清反応陰性脊椎関節炎(反応性関節炎，掌蹠膿疱症性関節炎，強直性関節炎，炎症性腸疾患関連関節炎)
> 全身結合組織病(Behcet病，血管炎症候群，成人Still病，結節性紅斑)
> 他リウマチ性疾患(回帰リウマチ，サルコイドーシス，RS 3 PE)

(文献1, p458〜より引用)

　文頭に述べた症例も，リウマチのように見えますが，まったく同じようなプレゼンテーションでシェーグレン症候群であったこともありますし，やや発症からの期間が短かったのですがパルボウイルス感染であったこともあります．適切に全身症状を把握して，関節リウマチ以外の疾患を除外することも診断の上で大事なステップなのです．手間がかかると思っても，関節リウマチを疑った際には，他の疾患が除外できているかの確認をきっちりと行ってください．

③-1 治療を開始する適切なタイミングと疾患活動度評価

　診断が適切であれば，活動性関節リウマチに対する治療開始のタイミングは早ければ早いほど良いと思われます．リウマチが発症して半年以内であれば，早期RAと呼ばれていて，治療がより奏功しやすいといわれます．2年以上経つと不可逆的な変化はすでに起こっているといわれますので，症状発現から半年の間にはリウマチ薬を十分に使い，炎症と痛みを寛解レベルまで抑える必要があります．

　まずは，分類基準を満たし，同時に十分な除外診断ができたら，次のいくつかの免疫抑制剤使用前の検査も行いましょう．

DMARDを使う前に検査する項目（文献2より引用）
全員に検査する項目：CBC，血清クレアチニン，CRP，AST，ALT，赤沈
明らかな肝炎の既往はないが，これから古典的DMARD，レフルノミド，生物製剤DMARD，トファシチニブを使用する場合：HBV，HCV検査
プレドニンを1日20mg以上内服する人：HBsAg，HBcAb
IV-drug users, multiple sex-partners, 医療者：HCV-Ab
ハイドロキシクロロキン使用の前には眼科による評価・眼底のスクリーニング検査を行う
生物製剤DMARDを使用する者，トファシチニブを使用する者：潜在性結核検査（皮膚のツベルクリン反応・インターフェロンγ検査）BCGを以前接種したことがある人はインターフェロンγ検査が好まれる

"炎症"と"痛み"が止まることがすなわち，関節の変形・骨破壊が止まることと考え，炎症反応と痛み，両方の消失を目標に治療していくことになります．疾患活動性の評価も上手にできるようになりましょう．

③-2 疾患活動度の評価（関節リウマチの寛解とは？）

　現在，疾患活動性の指標は数えると60ほどもあるようです．その中でも現場に応用でき信用性の高い疾患活動性の評価は，4～6種類ほどです．診断時の重症度の判断にも，薬効の判断にも用いられ，これらの活動度の指標がいくつまで下がると寛解とするという指標も定義されています．毎回の診察で，特に初診時にはこれらの項目は明確に確認する必要があります．以下には4つの活動指標を記載しています**(Box Ⅱ-12-3)**．

DAS-CRPの低下幅がΔDAS≧1.2, かつ寛解範囲にはいったもの
　="Good response"
DAS-CRPの低下幅がΔDAS≧1.2でも寛解範囲にはいらないもの
　="Moderate response"
と呼ぶことをEULARの勧告でも定めています．

[Box Ⅱ-12-3]　関節リウマチの活動性指標の基準値

DAS (Disease Activity Score)：関節28か所のうち「圧痛関節の数」,「腫脹関節の数」,「CRPまたは赤沈の検査値」,「患者さん自身による症状の全般評価スコア(VAS, visual analogue scale)(最良0～最悪100)」の数値を記録し，公式に代入，計算機で算出する．
SDAI(Simplified Disease Activity Index)：関節28か所のうち「圧痛関節の数」＋「腫脹関節の数」＋「CRP (mg/dl)」＋「患者さん自身による症状の全般評価スコア(VAS, visual analogue scale)(最良0～最悪10)」＋「医師による全般評価VAS (最良0～最悪10)」の合計点
CDAI(Clinical Disease Activity Index)：SDAIから「CRP (mg/dl)」の項目を抜いたもの．

	寛解	低活動性	重度
DAS28-ESR	<2.6	≦3.2	>5.1
DAS28-CRP	<2.3	≦2.7	>4.1
SDAI	≦3.3	≦11	>26
CDAI	≦2.8	≦10	>22

（文献1, p469より引用）

④ ステロイドの始め方と使い方

　ステロイドは関節リウマチには確かによく効きますので，急性期や活動性の高い際に必須です．鎮痛効果もあり，長期的には骨びらんなどの器質的変形の抑制や，生物製剤の必要量を下げる作用があるともいわれています．しかし，2010年のACR/EULARおよび2016年のEULARからの勧告でも，プレドニンはDMARDが奏功するまでの間，10mg以下での投与が望ましいとされ，臨床的に可能なだけ短期に使用すべきとされています．基本的にはDMARDと併用し，リウマチ症状の改善があれば，ステロイドから徐々に減量していくことが勧められています．

　大事なポイントとして，リウマチの関節外症状（間質性肺炎や血管炎）にはDMARDは効きませんのでステロイドが中心の治療となってくることは覚えていてください．ステロイドとNSAIDを併用すると格段に胃潰瘍のリスクが上がることも重要です．長期のステロイド使用は，エビデンスは乏しいのですが明らかに血管疾患や骨粗しょう症のリスクが上がると考えられています．

⑤ DMARD の長所短所を理解しつつ，うまく使えるようになる

　DMARD の種類は多彩ですが，2016 年の EULAR 勧告を経て DMARD の分類は大分クリアになりました．現在の基本的な考え方は，(1) メトトレキサートを中心に治療を組み立てていくこと，(2) できるだけ単剤の DMARD を推奨する，(3)DMARD を中止するとリウマチが再燃する可能性が高いため寛解後も可能な限り DMARD は長期的に使っていくことの３つです．

　DMARD を用いることには，明確な次の三つの目的があります．（文献２参照）
一．疾患の病勢を寛解させる，もしくは疾患の寛解を維持する
一．増悪や再燃の頻度を減らす
一．疾患活動性をおさえながらステロイドの必要量を減らしていく

　しかし，一方では　人によって効果が大きく異なる，効果が見えづらい，副作用の頻度が高いために長期使用が難しいなど，扱いが難しい薬でもあります．メトトレキサートを中心に，各々の DMARD についての特徴を理解し，治療の流れをつかむ必要があります．

　次に DMARD の分類と代表的な DMARD を羅列しています．

[Box Ⅱ-12-4] DMARDs の分類（2016 EULAR Presentation）

Disease Modifying Antirheumatic Drugs (DMARDs)			
合成 DMARDs Synthetic DMARDs (sDMARDs)		生物学的 DMARDs Biologic DMARDs (bDMARDs)	
古典的 DMARDs Conventional sDMARDs csDMARDs	標的型 DMARDs Targeted sDMARDs tsDMARDs	本家生物学的 DMARDs Biological Originator boDMARDs	バイオシミラ（バイオ後続品） Biosimilar bsDMARDs
メソトレキセート スルファサラジン レフルノミド ハイドロキシクロロキン ブシラミン タクロリムス ミゾリビン アザチオプリン シクロフォスファミド	トファシチニブ (JAK 阻害剤)	TNFα阻害剤 インフリキシマブ エタナーセプト アダリムマブ ゴリムマブ セルトリズマブ IL-6 阻害剤 トシリズマブ CTLA4-I g アバタセプト	

[Box II-12-5] DMARDsのリスト（各DMARDの特徴）

一般名	略語	代表的な商品名	代表的な製造販売元	1錠あたりの用量	薬価(1錠もしくは1回あたり) 2015年度、非ジェネリック	成人1日内服量の例	主な作用機序	主な副作用	ノート
古典的DMARDs									
メトトレキサート	MTX	リウマトレックス	ファイザー・武田	2mg	258.9円	2〜16mg/週	DNA合成阻害	骨髄抑制、肝障害、間質性肺炎、悪性リンパ腫	肝機能・腎機能・アルコール多飲・高齢者で注意が必要。日本人ではMTXを使用している人の約10%にHCQが無効、有効でもMTXを併用しないとリウマチの再燃が多い
サラゾスルファピリジン/サラゾピリジンEN	SSZ	アザルフィジンEN	ファイザー・あゆみ	250mg, 500mg	1660円, 2460円	0.5g/分1日3	5-ASAに分解されて腸内での免疫反応を修飾（詳細機序不明）、ピリジンで免疫細胞抑制、免疫反応の修飾	下痢、肝障害、骨髄抑制	
ブシラミン		リマチル	田辺三菱	100mg	177.70円, 309.60円	100mg × 3回, その他		蛋白尿、皮疹、味覚障害	
ヒドロキシクロロキン	HCQ	サノフィ	サノフィ	200mg	418.90円	200〜400mg/1日1回	好中球・好酸球機能低下、細胞のpH上昇による抗原提示阻害（詳細機序不明）	視力障害、肝障害、皮疹、心疾患、網膜障害	ループス腎炎・皮疹に有効、使用期間中は半年ごとに眼科受診
レフルノミド	LEF	アラバ	サノフィ	10mg, 20mg, 100mg	1060円	10mg〜20mgを1日1回	ピリミジン合成阻害		
補助的DMARDs									
アザチオプリン	AZA	イムラン	田辺三菱	50mg	139.90円	1〜2mg/kgを 超えないように	DNA合成阻害	骨髄抑制、肝障害、間質性肺炎、感染症	
ミゾリビン	MZR	ブレディニン	旭化成ファーマ	25mg, 50mg	147.90円, 249.00円	100〜150mg/日	プリン合成阻害（可逆的）	有効例は比較的少ない	
タクロリムス	TAC	プログラフ	アステラス	0.5mg, 1mg	424.70円, 758.50円	1日3mg	カルシニューリン阻害酵素、T細胞機能抑制	腎障害、血圧上昇、クレアチニン上昇、血糖上昇	
シクロスポリン		ネオーラル	ノバルティス	50mg, 100mg	379.80円, 638.20円	100mg〜300mg		血圧上昇、感染症の増悪、消化器症状	
シクロホスファミド	CYC	エンドキサン	バクスター	50mg	133.9円	1日50〜100mgから開始	アルキル化薬剤	骨髄抑制、出血性膀胱炎、感染症	
生物学的DMARDs									
TNFα阻害薬							MTXとの併用		
トファシチニブ		ゼルヤンツ	ファイザー・武田	5mg	2611.50円	1回1〜2錠	しびれる限界を修飾するJAK阻害、血液腫瘍を増加させる危険性を増やす	感染症、上気道感染、皮疹、下痢、消化器症状	飲み薬が少ない
インフリキシマブ		レミケード	田辺三菱	100mg	66882円	点滴静注0.2.6週間に続き8週毎に1回（点滴時間3.1〜2時間）25mg以下（点滴後）もしくは50mg/kgを5〜6週	抗TNFα抗体	Infusion reaction、感染症	
エタネルセプト		エンブレル	ファイザー・武田	10mg, 25mg, 50mg	6472円, 15944円, 31059円	25mg皮下注射を週1回もしくは50mg皮下注射を月1回	TNFの機能をブロック（可溶性受容体）	注射部位の反応	
アダリムマブ		ヒュミラ	アボット	40mg	66144円	40mgを隔週で皮下注射、または80mg使用の場合、エーディーペンにも使用可能	ヒト型抗TNFα抗体		最短15分で投与可能
ゴリムマブ		シンポニー	ヤンセン	50mg	126622円	50mg〜100mgを4週に1回皮下注射（増量の場合）もしくは2週間ごとに3回、その後4週ごと	ヒト型抗TNFα抗体		
セルトリズマブ		シムジア	UCB・アステラス	200mg	63494円	ベクトルとして2週毎に1回、その後4週毎に1回（皮下注射）	ペグ化抗TNFα抗体		
TNFα阻害剤									
トシリズマブ		アクテムラ	中外	不要		100mg（点滴静注）200mg（点滴静注）400mg（点滴静注）162mg（皮下注）	8mg/kgを生理食塩水100〜250mlに溶解し、1時間で点滴静注、4週間に1回（点滴静注）もしくは（皮下注）	IL-6受容体抗体	感染症（CRPの推移が参考にならないなど）	日本での開発薬剤、MTX不可でも可能、薬剤効果が高い
TNFα阻害剤									
アバタセプト		オレンシア		不要		250mg（点滴静注）125mg（皮下注）	500mg（体重50kg未満、750mg（体重50〜100kg）1000mg（体重100kg以上）を生理食塩水100mlに溶解し、30分以上かけて点滴静注、4週間に1回（点滴静注）または週1回125mg皮下注射	活性T細胞CD80/86を刺激し、T細胞の活性化を防ぐ	感染症、運動器疾患、肝、腎、消化器疾患、血圧、発疹、悪性腫瘍、白血球減少	免疫抑制作用が少ない

多すぎてもう覚えられませんね．この表が役に立つ日が来ることを祈っていますが，そのころには新しい情報が増えてしまって，役に立たないかもしれません．ひとつひとつの細かい薬剤情報に関しては，患者さんに実際に用いる前に必ず自分で確認してください．表の中の細かい数字は日々変化すると思いますので，妄信もしないようにもお願いします．

多くの DMARD がある中で，最も大事なことはメトトレキサート治療の流れをつかむことです．他の DMARD はメトトレキサートを用いることができない，もしくはメトトレキサート増量にも効果が不十分なときに使われることが多く，特徴やメリット，デメリットを把握しておいたうえで柔軟に対応することが求められます．メトトレキサートは開始時の使用法についての詳しいガイドライン（改訂版）が 2016 年にできています．わかりやすいので，理解しておくと役に立ちます．（文献 4 参照）

メトトレキサート開始時の投与量とその後の用量調整（Box Ⅱ-12-6）

基本的には，関節リウマチを寛解導入するための初期治療はメトトレキサート単独投与に加え，症状に応じた少量のステロイド投与が基本です．患者さんの背景（副作用危険因子や予後不良因子）を考慮して，メトトレキサートの用量や増量のスピードを設定します．効果不十分の際に，併用療法として他の古典的 DMARDs や生物製剤 DMARD との併用もしくは生物製剤 DMARD のみに切り替えします．以前，メトトレキサートは朝，夕の分割で処方して少量ずつ内服していましたが最近では 1 回 8mg までは内服できると考えられ，週に 1 回内服．そのあと，24 時間から 48 時間ほど開けてフォリアミン（葉酸製剤）を 5mg，これも週に 1 回だけ内服するのが通例です．

メトトレキサートの禁忌や注意点

メトトレキサートには，特徴的な副作用や制限がありますので，しっかり覚えてください．

副作用は，代表的には"間質性肺炎""骨髄抑制""肝機能異常""消化器症状""悪性疾患の顕在化""リンパ増殖性疾患"などです．このうち葉酸投与で頻度が減る副作用は，主に用量依存性副作用である"骨髄抑制"と"消化器症状"です．

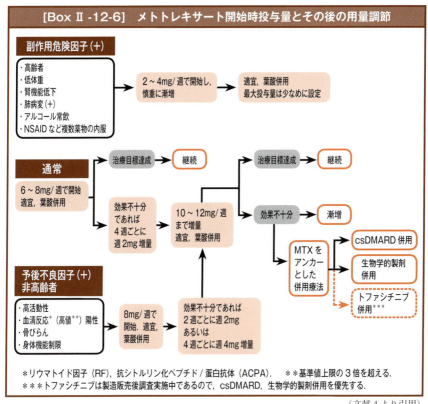

(文献4より引用)

　メトトレキサートが禁忌になる条件は，"腎障害"，"重篤な感染症"，"妊婦さん・妊娠予定の女性と男性"，"悪性疾患"，"大量胸腹水"です．以前は，腎障害があっても使用されていましたが，重度の骨髄抑制が頻発し，現在では腎障害があると（eGFR<30ml/min）禁忌です．重篤な活動性感染症があるときにはもちろん禁忌ですし，B型肝炎ウイルスやC型肝炎ウイルス感染症があると勧められません．生ワクチンの摂取も禁です．血中濃度の低下には時間がかかりますので，メトトレキサート内服中の患者さんが肺炎や尿路感染症などで来院された場合には，治療の期間中メトトレキサートを一時的に中止することも日常臨床ではよくあります．リウマチの活動度に影響することは，経験されません．他にも，妊婦さんには禁忌です．妊娠を予定している方は3か月前にはメトトレキサートは中止して，その後も葉酸の内服が勧められています．大量の胸腹水がある方には，安定した血中濃度の維持が難しく，また体液中への移行が起こりやすいことからできるだけ避けます．

有名な間質性肺炎は，頻度の報告は5～50%とばらばらで，もともとリウマチの方には慢性の肺障害が存在することが多いことから，因果関係を断定するのは難しいです．メトトレキサートを開始する前には，肺障害の有無を画像上確認し，間質影や慢性の肺障害の所見が高度であれば使用を避ける．使用中に乾性咳や労作時呼吸苦などの呼吸器症状があれば，間質性肺炎の出現を念頭に早期に外来に来ていただくように常に話しておく．感染症でないことの除外診断も重要です．MTX 使用中の患者さんには，LDH や KL-6 などの肺の間質障害のマーカーも定期的に確認することも勧められます．

リンパ増殖性疾患に関しては，2016 年のガイドラインの推奨を載せておきます．"MTX 投与中にリンパ増殖性疾患（lymphoproliferative disorders：LPD）を疑う症状，徴候，検査異常を認めた場合は，MTX および併用している免疫抑制薬をただちに中止する．RA 患者で免疫抑制薬治療中に発生する LPD は節外病変が高頻度であるため，軟部組織腫瘤・難治性口内炎などについても，必要に応じて血液内科や関連診療科にコンサルトする．LPD 寛解後の RA 治療は，免疫抑制薬を極力避け，MTX の再開や TNF 阻害薬の投与は再発のリスクを考慮し原則行わないようにします．"（文献 4）

一般的に使われる薬剤が，MTX と相互作用を起こすことが多いです．MTX 使用時には相互作用はできるだけ確認してください．（副作用増強の相互作用が知られている薬の例：NSAIDs, フェニトイン，バルビツール系薬剤，ST 合剤，ペニシリン，シプロフロキサシン，プロトンポンプ阻害剤など．）

生物製剤 DMARD（bDMARDs）を使う際の注意点

bDMARD を使う場面は主に二つあります．一つ目は MTX が効果不十分の時，二つ目は MTX が使えない場合です．

まず，MTX が効果不十分であった場合についてですが，患者さんにリウマチの予後不良因子があるかどうかが大事になってきます．MTX 効果不十分で，患者さんに予後不良因子がある場合には，MTX と tsDMARD もしくは bDMARD を併用することが勧められます．MTX 効果不十分でも予後不良因子がない場合には MTX と他の csDMARD が併用されます．

MTX が禁忌もしくは使えない場合には，生物製剤の単独使用が望ましいとされます．bDMARD もしくは tsDMARDs の複数併用療法は勧められていません．

　TNF-α阻害剤の多くは妊娠・腎不全にも禁忌とされていませんが，MTX を妊婦さんと腎不全の方には用いることはできませんので MTX との併用が必須のインフリキシマブは用いることません．また，妊娠中や妊娠予定の方にはTNF-α阻害剤ではないトシリズマブやアバタセプトは避けるべきとされています．使用前に注意する感染症と禁忌情報を以下に並べています．

生物製剤 DMARD を使う前に注意もしくは評価すべき感染症の検査：（文献1; p490 より引用）
1. 生ワクチンは禁とされています
2. 感冒時でも熱があれば，生物製剤の投与は延期
3. 周術期の1週間前後（計2週間）は使用を避ける
4. 潜在性結核感染症がある際には，イソニアジド 300mg を9か月使用してその1か月後から生物製剤は開始可能
5. 非結核性抗酸菌症がある患者さんには原則開始してはならない
6. HBs-Ag 陽性患者，HBV-DNA 陽性患者には生物製剤は使用しない
　（すでに開始しているなら中止せず，抗ウイルス剤を開始する）

生物製剤使用の禁忌：（文献1; p492 より引用）
1. MTX 関連リンパ腫の既往，過去5年以内に存在したリンパ増殖疾患
2. 多発性硬化症(ないし脱髄性疾患)の存在と既往
3. 重度の心不全(NYHA III 度以上，心室駆出率＜50%)
4. 感染症の最中（感冒や皮膚感染でも）
5. 未治療の結核感染症がある
6. 急性肝炎の最中，ウイルス性肝硬変，HBs-Ag 陽性者

　生物製剤の効果はほとんど自明なことが多い，つまり効いたか効いていないかわかりやすいことが多いのですが，使用前の症状や活動性の評価はきっちり行い，治療反応を客観的に評価するようにしましょう．

DMARD 使用について：まとめ

　DMARD はメトトレキサートを柱として使い方が整備されてきました．またDMARDの多彩さも生まれ，各々の患者さんにあった治療を選ぶことができるようになりました．データの蓄積や，年々発表される論文やガイドラインをもとに，場面ごとや患者さんごとに適切とされる治療が明らかになりつつあります．一つ一つのDMARDの異なるメリット・デメリットを理解し，適切な時期に適切な内容のDMARDを用いることが，一般的に求められる時代になりつつあるのでしょう．

　新しい情報が常に発信され，薬剤の選択に困惑してしまうことも多い関節リウマチ治療ですが，基本はいつも同じです．関節リウマチの十分な診断と病期評価を行い，各々のDMARDの強み・弱み・リスクを把握し，上手にメトトレキサートを使い，副作用を念頭に患者さんの細かいサインを追いながら，長期的目標（関節破壊変形の予防）を指標にして，リウマチのない人と何ら変わらない生活を送れることを目指して，薬剤を選択していくことです．患者さんとともに長く学び続ける姿勢と根気がとても重要です．

⑥　リウマチ治療の目的を理解する

　最後に，あたりまえですが大事なこと【治療目標】を確認しましょう．多くの情報で頭が困惑しかけたときに，とてもよい指標になります．

　EULAR2013年の勧告をもとに作成された日本での新しい関節リウマチ治療のガイドライン（2014年の関節リウマチ診療ガイドライン）によると，関節リウマチの【治療目標】は，"臨床症状の改善のみならず，関節破壊の抑制を介して長期予後の改善，特に身体機能障害の防止と生命予後の改善を目指す"ことだと述べられています．（文献3参照）

　私たちは，あまりに多くの情報で，幹よりも枝葉に目が向きそうなリウマチ治療と向き合っています．しかし，治療の判断が迷ったときに　①痛みなどの症状をとる，②関節破壊の抑制，③最終的には身体機能障害の防止・生命予後を改善する，という3つの目標を常に念頭に置いておくと判断を間違えにくくなる印象をいつも受けます．痛み止めについて当章で深く述べられなかった点など不足が多く申し訳ありません．

リウマチの治療内容を決める要因も復習してみましょう（文献 2 参照）

① 疾患活動性，② 並存疾患の内容，③ 治療のステージ（初期治療なのか，ほかの治療がうまくいかなかった際の二次的治療なのか），④ 保険上の縛り・財政的な縛り，⑤ 患者さん自身の好み，⑥ 予後不良因子の存在．

予後不良因子に関して述べられることが少なかったのですが，ご自分でも確認されることをお勧めします．

困難なリウマチ診療においても皆様が情報を味方にしながら，より日常診療を楽しまれますことを心から祈念しております．

冒頭の患者さんについて：

38歳で来院されたデザイナーの患者さん：追加の血液検査でリウマチ因子は強陽性，抗CCP抗体は弱陽性でした．小関節が5つ以上腫れ，関節腫脹はほぼ対称性で，CRPは3mg/dl前後に上昇していました．関節症状の持続は6週間を超え，EULARの基準で言うと8点となり，治療してよいリウマチの分類に当てはまりました．シェーグレン症候群や他の膠原病，パルボウイルスなどの感染症も除外でき，関節リウマチの診断に至りました．活動性の指標上は高活動性となり，妊娠の希望もなく，授乳もしておらず，肝障害や腎障害，肝炎ウイルスの感染，結核感染や肺野の異常もなく，悪性疾患も否定的でしたので，リウマトレックス®を8mg/週から開始しました．画像上の骨びらんなどのリウマチ特異的な所見は認めませんでした．1か月ほどで症状は劇的に改善，"Good response"に至りました．痛みはなく，炎症反応も陰転化しています．仕事も元通り行えるようになりました．外来で精神的にもサポートしつつ，薬のアドヒアランスを保ちながら，ステロイドを減量しつつ，MTXの副作用を定期的に評価していこうと考えています．

高価値な医療と不十分な医療
High-value Care & Low-value Care

High-value Care：
　リウマチの診断プロセスとDMARDのリスク・ベネフィットを理解し，適切な患者さんに適切な時期にDMARDを始められる．

Low-value Care：
　DMARDを使うべき人に使用が遅れる．
　もしくは使わなくてもよい人に使って不要な副作用に暴露させる．

Glossary

DMARD：Disease-Modifying Anti-Rheumatic Drugs
　和名では疾患修飾性抗リウマチ薬とよばれ，根治薬ではないという意味を含有している．ステロイドとNSAIDsを含まない．

EULAR：The European League Against Rheumatismの略．
　ヨーロッパリウマチ学会のことを意味し，ACR（アメリカリウマチ学会）と協力してリウマチ診療の指針を示し続けている．

バイオシミラ：
　特許期間が終了した生物製剤で，初めに製品を製造・販売した会社から異なる会社が製造・販売する製品をいう．オリジナル製品と同等の品質・有効性や安全性を維持しようということでシミラーという表現になっているようである．高価な生物製剤の値段を下げる目的がある．

診断未確定関節炎：
　本文中には出てきていないが，新規発症の関節炎で，自然軽快せずに診断未定となっているものを診断未確定関節炎（Undifferentiated Arthritis）と

呼んでいます．初期診断の段階で，関節リウマチが除外され，関節リウマチ以外の特定疾患を除いたものをそう呼ぶ．自然寛解率が40〜50％ほど，関節リウマチの診断基準を後々満たした率は3分の1ほどであったといわれる．1〜2年では関節リウマチに至らないようである．（文献1；p456参照）

Recommendations

- 関節リウマチの分類基準・診断基準の強みと弱みを理解する
- 関節リウマチの診断には十分な鑑別疾患を行う
- 治療は遅すぎず，適切なタイミングで開始する
- 少量のステロイドの併用法も理解する
- 各々のDMARDの効果と副作用を把握して，個別の患者さんに最適な治療を行う
- 特に，メトトレキサートの使用法には習熟するようにする
- リウマチの治療目標を常に忘れない

References

1) 三森明夫．膠原病診療ノート第3版．日本医事新報社．2013

2) UpToDate: Overview of immunosuppressive and conventional (non-biologic) disease-modifying drugs in the rheumatic diseases.

3) 日本リウマチ学会．関節リウマチ診療ガイドライン．2014

4) 日本リウマチ学会MTX診療ガイドライン策定小委員会．関節リウマチ治療におけるメトトレキサート（MTX）診療ガイドライン．2016年改訂版（http://www.ryumachi-jp.com/publication/pdf/MTX2016kanni.pdf）

（諸見里　拓宏）

Highlight

Case 12　How to Become Proficient in Proscribing DMARD (Disease-Modifying Anti-Rheumatic Drugs) for Patients with Rheumatoid Arthritis ; Mainly on Methotrexate

It is necessary for generalists to acquire the following skills for the better management of patients with rheumatoid arthritis.

・To be familiar with the strength and weakness of the published classification criteria of rheumatoid arthritis.

・To conduct a sufficient diagnosis of exclusion so as to detect rheumatoid arthritis patients accurately.

・To be able to start treatments for rheumatoid arthritis at the appropriate timing (not to be too early or too late)

・To be skilled in the use of small amount of steroids as a bridging therapy in patients with rheumatoid arthritis

・To understand the effects and side effects of each DMARD and to find the best option for each rheumatoid arthritis patient.

・To master the use of methotrexate.

・To always keep in mind the primary objective of rheumatoid arthritis management.

13 疼痛管理における アセトアミノフェンの使用

> **□臨床指標 (Clinical Indicator) と■基準 (Criteria)**
> □ 鎮痛薬の使用する種類を知る
>   ■ 鎮痛効果，抗炎症作用，副作用の内容
> □ 疼痛患者ではアセトアミノフェンの使用を考慮
>   ■ アセトアミノフェンには抗炎症作用はない

CHALLENGE CASE

患者：70歳，男性．1年前より時々膝の痛みが出現するようになった．最近サトウキビの収穫時期で忙しくなってきた．膝の痛みは作業が終わる頃が最も強くなる．痛みのため途中で作業を中断することもあった．自宅で安静にすると翌朝には痛みが軽減する．朝のこわばりは10分程度．

身体所見：身長167cm，体重80kg，BMI28.7，血圧120/70mmHg，脈拍72回/分，呼吸数16回/分，体温36.5℃．
両側第2第3DIP (distal interphalangeal joint：指の第1関節) 関節にヘバーデン結節あり．右側膝関節腫脹なし．可動制限なし．BUN16mg/dl，Cr0.8mg/dl eGFR97ml/min，AST 20 IU/L，ALT 24IU/L，CRP 0.5mg/dl，両手関節，膝関節X線では内側関節裂隙の狭小化，骨棘の形成がみられた．

Tutorial

(指導医 Mentor：M)：右側膝関節痛を主訴に受診したケースです．○○が痛いという場合重要な 8 つの問診項目の頭文字をとって OPQRST3a(O：onset, P：position/prodrome, Q：quality, R：risk, S:severity, T：time, A：aggravation, factor/alleviating factor/associated symptoms) を考えます．疼痛患者すべてにこの OPQRST3a の項目を問診することが必要です．

(総合診療研修医 Generalist：G)：1 年前から痛みを生じており慢性の経過です．右膝を痛がっており単関節痛です．鈍い痛みでしびれや焼けるような感じではなく，放散痛もありません．途中で作業を中断するくらいの痛みがあります．作業などで増悪し，安静により寛解しています．発熱や皮疹はなく，10 分くらいのこわばりがあります．以上より関節痛と判断できます．

M：その通りですね．次に炎症性か非炎症性かをどのように鑑別しますか．

G：朝のこわばりの有無と持続時間，疼痛の増悪パターンです．この症例の場合，朝のこわばりが 10 分程度と短く，全身症状はなく，症状のピークが長時間動いた後であり，発赤，熱感，腫脹，疼痛，機能障害などの炎症所見は見られていないので非炎症性関節痛と思われます．

M：その通りです．非炎症性関節痛であり，両手関節，膝関節 X 線も関節裂隙狭小化，骨棘などより変形性関節症と診断できますね．ではその痛みに対してどのようなアプローチをすれば良いでしょうか．

M：痛みがある場合に，我慢してしばらく経過して受診することがあります．自然に治癒するものであればよいですが，痛みが慢性化してしまうことがあります．また，我慢できなくなるほど痛みが強くなってからの治療では，薬剤の量がより多く必要になることがあります．痛みが遷延することで身体だけでなく精神的にも大きな影響を与える場合もあります．痛みが持続する場合には放置せず，何らかの治療をした方が良い場合もあります．一般的に器質的疼痛には侵害性疼痛と神経障害性疼痛があり，侵害性疼痛の治療は非薬物療法と薬物

療法を考慮します．非薬物療法には有酸素運動，筋強化運動，ダイエットなど患者教育が重要であり，それらを併用しながら薬物療法を考える必要があります[1]**(Box Ⅱ-13-1)**．

G：薬物療法の場合アセトアミノフェンと NSAIDs ではどちらが良いのでしょうか？

M：本邦では一般的にアセトアミノフェンよりも NSAIDs の方が鎮痛薬として処方されていることが多いようです[2]．アセトアミノフェンは COX 作用が弱く抗炎症作用が乏しいことや1回投与量不足などが関係していると思われます．これまでの処方用量が少なかったアセトアミノフェンは2011年に保険適用量も上がり，1回300mg～1000mg，投与間隔は4時間～6時間，1日最大4000mg まで使用できるようになり，海外と同等量を使用することが可能になりました．NSAIDs にみられる副作用である胃腸障害，腎機能障害，血小板減少が少ないために非常に使用しやすく，アセトアミノフェンは変形性関節症など骨関節の器質的変化に伴う慢性痛や比較的長期投与を要する癌性疼痛などの治療薬として第一選択薬となっています[3〜5]．しかし，NSAIDs と比較すると鎮痛効果は弱いとされています[6]．

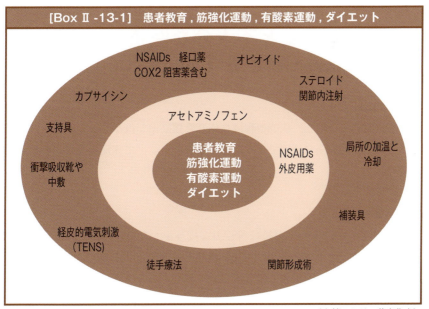

(文献1を元に著者作成)

変形性膝関節症など骨関節の器質的変化に伴う慢性痛本症例における薬物療法としてアセトアミノフェンから開始するのは良いが,無効時にはNSAIDsなど他剤へ変更も考慮する.

アセトアミノフェンの鎮痛作用の機序は実はよくわかっていません.中枢神経系においてCOXを阻害してプロスタノイドの合成を減少させることで鎮痛,解熱作用を発揮します.基本的に末梢性の抗炎症作用は持っていません.そのため,炎症を伴う痛みには効果が弱くNSAIDsを使用したほうが良い場合があります.最近では股関節,膝関節の変形性関節症に対して有効でしたが,腰痛には効果がなかったとの報告もあります[7],[8].ただし,癌疼痛の場合numerical rating scale(NRS)などを用いて評価し,NRS 1～3を軽度,4～6を中等度,7～10を重度の痛みと簡易的に階層化し,軽度と評価された患者ではまずアセトアミノフェンから投与することが推奨されています.また,小児,妊婦,授乳婦にも安全性が高い鎮痛薬として評価されています.NSAIDsが効果のない場合やオピオイドを減量したい場合にもアセトアミノフェンの併用が有用です.

高価値な医療と不十分な医療
High-value Care & Low-value Care

High-value Care:
　疼痛の原因を把握し,病態や程度に応じた鎮痛薬を投与する.非炎症性疼痛の場合,比較的安全に使用できる薬剤を選択することで疼痛効果が患者に有利に働く.

Low-value Care:
　非炎症性疼痛の場合,安易にNSAIDs投与をしない.NSAIDsは副作用が多く見られる.アセトアミノフェンを漫然と長期投与するのではなく,個々の患者において必要性を評価しながら投与すべきである.

Glossary

　アセトアミノフェンの鎮痛作用：その機序の詳細は不明である．NSAIDsとは異なり，中枢性プロスタノイド抑制，内因性下行性疼痛抑制系セロトニン系の活性化，内因性オピオイドの増加などの鎮痛機序が考えられている **(Box Ⅱ-13-2)** [9]．

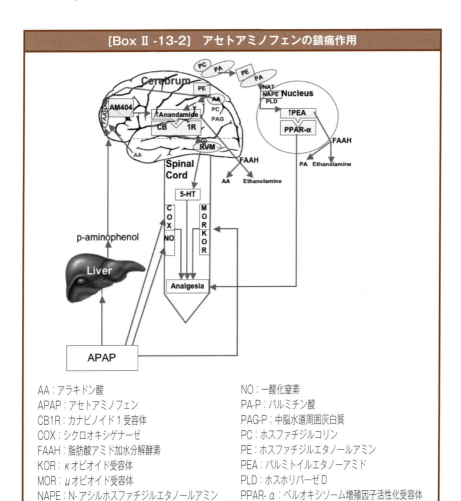

[Box Ⅱ-13-2] アセトアミノフェンの鎮痛作用

AA：アラキドン酸
APAP：アセトアミノフェン
CB1R：カナビノイド1受容体
COX：シクロオキシゲナーゼ
FAAH：脂肪酸アミド加水分解酵素
KOR：κオピオイド受容体
MOR：μオピオイド受容体
NAPE：N-アシルホスファチジルエタノールアミン
NAT：N-アシルトランスフェラーゼ

NO：一酸化窒素
PA-P：パルミチン酸
PAG-P：中脳水道周囲灰白質
PC：ホスファチジルコリン
PE：ホスファチジルエタノールアミン
PEA：パルミトイルエタノールアミド
PLD：ホスホリパーゼD
PPAR-α：ペルオキシソーム増殖因子活性化受容体

（文献1を元に著者作成）

Short Lecture：アセトアミノフェンの副作用

1. 肝機能障害：アセトアミノフェン投与量と関係している．通常の使用量では問題になることは少なく，FDA では1日最高投与量を 4000mg までとしている．一回 150〜250mg/kg 以上のアセトアミノフェンを経口摂取した場合肝細胞壊死起こる可能性がある．更に，肝機能障害やアルコール多飲者，リファンピシン，カルバマゼピン，フェニトインなどの常用患者では CYP2E1 を誘導しやすくなっているため肝機能障害を認めやすくなっている．そのため投与量を調整や，肝機能チェックを行うことが望ましい．

2. 凝固異常：ワルファリンの作用を増強することがあるため定期的に凝固機能のチェックした方が良い．

3. 喘息：アセトアミノフェンは NSAIDs と交差反応を起こしアスピリン，NSAIDs 喘息患者に喘息発作を起こす[10]．また，長期的にアセトアミノフェンを服用することで喘息の発症が増えるという報告がある[11]．

Recommendations

● 疼痛管理においてアセトアミノフェンは十分量を使用すれば有用である．

● 副作用が少ないとされているが，高用量使用できるようになったため肝障害，凝固異常，喘息に注意が必要である．

● 効果がない場合は NSAIDs やオピオイドの使用を積極的に考慮する．

References

1) Conaghan PG, Dickson J, Grant RL. Guideline development group: Care and management of osteoarthritis in adults: summary of NICE guidance. BMJ. 2008 ;336:502-503

2) 日本整形外科学会／日本腰痛学会　日本整形外科学会診療ガイドライン委員会腰痛診療ガイドライン策定委員会．腰痛診療ガイドライン, 2012, 南江堂

3) Zhang W, Doherty M, Arden N, et al. EULAR evidence based recommendations for the management of hip osteoarthritis: report of a task force of the EULAR Standing Committee for International Clinical Studies Including Therapeutics (ESCISIT). Ann Rheum Dis. 2005; 64:669.

4) Zhang W, Moskowitz RW, Nuki G, et al. OARSI recommendations for the management of hip and knee osteoarthritis, part I: critical appraisal of existing treatment guidelines and systematic review of current research evidence. Osteoarthritis Cartilage. 2007; 15:981.

5) 日本緩和医療学会　緩和医療ガイドライン委員会．がん疼痛の薬物療法に関するガイドライン，2014年版，金原出版株式会社

6) Towheed TE, Maxwell L, Judd MG, et al. Acetaminophen for osteoarthritis. Cochrane Database Syst Rev. 2006; CD004257.

7) Machado GC, Maher CG, Ferreira PH, et al. Efficacy and safety of paracetamol for spinal pain and osteoarthritis: systematic review and meta-analysis of randomised placebo controlled trials. BMJ. 2015;350:h1225.

8) Saragiotto BT, Machado GC, Ferreira M, et al. Paracetamol for low back pain. Cochrane Database Syst Rev. 2016 Jun 7;(6):CD012230.

9) Smith HS: Potential analgesic mechanisms of acetaminophen. Pain Physician. 2009; 12:269-280.

10) Shaheen SO, Sterne JAC, Songhurst CE et al : Frequent paracetamol use and asthma in adults. Thorax. 2000;55:266-270.

11) McBride JT : The association of acetaminophen and asthma prevalence and severity. Pediatrics. 2011; 128: 1181-5.

（宮良　忠）

Highlight

Case 13　Acetaminophen for pain control

Because analgesics are very often prescribed in clinical practice, it is necessary to consider their efficacy and safety. In Japan NSAIDs are used more frequently than acetaminophen. Recently it has become possible to use acetaminophen in equivalent amounts as foreign countries, so that physicians might expect it will be effective for non-inflammatory pain. However the analgesic effect of acetaminophen is less than NSAIDs, so when it is not effective, physicians should consider the change of analgesics including NSAIDs. Acetaminophen is thought to be a relatively safe drug, however, when given the increased dose, physicians must pay attention to the influences including the liver dysfunction.

14 COPD 患者への LAMA と LABA

> **□臨床指標 (Clinical Indicator) と■基準 (Criteria)**
> □ COPD の治療を理解する
>   ■ 禁煙が最も重要な治療
> □ COPD の薬物療法を行うことができる
>   ■ 吸入気管支拡張薬を適切に選択することができる

CHALLENGE CASE

患者：60代　男性

現病歴：1年前から労作時の息切れと湿性咳嗽があり，症状が改善しないため受診した．20歳から1日40本の喫煙歴があるが，最近咳が続くため，本数を減らしているところである．熱はなく，白色痰が主で，体重減少などもない．

身体所見：身長170cm，体重65kg，血圧150/70mmHg，脈拍84回/分，呼吸数20回，SpO_2=96%．頸部では胸鎖乳突筋が発達しており，聴診では crackles や wheeze は聴かれない．下腿浮腫やバチ状指はない．

初療での経過：初療医は喫煙歴があること，また症状から COPD を疑い，肺機能検査を行ったところ，1秒率が62%であった．胸部X線写真では結核や肺がんなどの所見なく，肺の過膨張所見を認めるのみであった．

Tutorial

(指導医 Mentor：M)：喫煙者で経過の長い咳嗽，息切れがあった場合は肺がんや結核などの鑑別があがりますが，この患者さんはこれらの疾患を否定した上で，肺機能検査で閉塞性肺機能障害を認めたため COPD と診断しました．それでは COPD の治療はどのように行いますか？

(総合診療研修医 Generalist：G)：まず禁煙を勧めます．

M：そうですね．COPD の治療の第 1 歩はまず禁煙です．それでは薬物療法はどのように行いますか？

G：肺機能や症状を評価して，治療を検討します．

M：治療の前に適切な評価が大切です．ちなみに症状の評価はどのように行いますか？

G：COPD アセスメントテスト (COPD assessment test；CAT) **(Box Ⅱ-14-1)** や modified British Medical Research Council(mMRC) の質問票 **(Box Ⅱ-14-2)** を用いて，症状を評価します．また肺機能検査で気流閉塞の程度の評価を行い **(Box Ⅱ-14-3)**，さらに 1 年間にどの程度増悪を起こしているか問診で確認し，増悪リスクを評価します **(Box Ⅱ-14-4)**．

M：素晴らしいですね．これは米国国立心肺血液研究所（NHLBI）と WHO による Global initiative for chronic obstructive lung disease（GOLD）ガイドライン[1]を参考にした評価法です．ちなみにこの方の％1秒量は 58％で，mMRC 質問票でグレード 2 でした．治療はどうしますか？

G：％1 秒量からは病期分類が 2 期で，mMRC 質問票のグレードは 2 ということから，長時間作用型吸入抗コリン薬（Long-acting muscarinic antagonist；以下 LAMA）か，長時間作用型吸入 β2 刺激薬（Long-acting β2 agonist；以下 LABA）の投与を検討します．

[Box Ⅱ-14-1]　CAT COPD assessment test

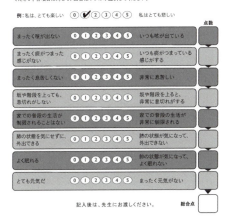

(CAT, COPD assessment test and the CAT logo are trademarks of the GSK group of companies ©2009 GlaxoSmithKline. All rights reserved. 無断複写・転載を禁じます)

[Box Ⅱ-14-2]　modified British Medical Research Council(mMRC) の質問票

0	激しい運動をしたときだけ息切れがある
1	平坦な道を早足で歩く，あるいは緩やかな上り坂を歩く時に息切れがある
2	息切れがあるので同世代の人よりも平坦な道を歩くのが遅い，あるいは平坦な道を自分のペースで歩いている時，息切れのために立ち止まることがある
3	平坦な道を 100m，あるいは数分歩くと息切れのために立ち止まる
4	息切れがひどく家から出られない，あるいは衣服の着替えをする時にも息切れがある

[Box Ⅱ-14-3]　COPD の病期分類

病期		定義
Ⅰ期	軽度の気流閉塞	%FEV$_1$ ≧ 80%
Ⅱ期	中等度の気流閉塞	50% ≦ %FEV$_1$ < 80%
Ⅲ期	高度の気流閉塞	30% ≦ %FEV$_1$ < 50%
Ⅳ期	きわめて高度の気流閉塞	%FEV$_1$ < 30%

M：COPD 治療においてエビデンスが多くあるのは LAMA なので，これが臨床ではよく用いられますが，抗コリン薬を投与する際に気をつけなければならないことは何ですか？

G：前立腺肥大症や緑内障がないか確認します．もしあれば抗コリン薬が使えないこともあるので，LABA を選択します．

M：そうですね．COPD は「慢性閉塞性」肺疾患なので，気管支拡張薬が治療の中心になります．COPD の管理には症状の評価，肺機能や増悪リスクの評価を行い，適切な薬物療法を選択することが重要です．

G：吸入ステロイド（inhaled corticosteroids；ICS）を COPD 患者に対して，どのように使えばいいかわかりません．

M：中等度以上の気流閉塞を有する COPD 患者では，ICS が自覚症状，呼吸機能，QOL を改善し，増悪の頻度を減らすことが示されています．GOLD のガイドラインでは group D の患者に ICS が推奨されています **(Box Ⅱ-14-4)**．また喘息要因を有する COPD 患者，Asthma-COPD overlap (ACO) 症例には必ず ICS を処方しましょう．ICS を処方する際には口腔内カンジダや嗄声，さらに肺炎などの呼吸器感染症のリスクが増加することも言われているので，ICS が必要な患者さんをきちんと見極めて投与することが重要です．

G：わかりました．患者さんの状態を評価して治療薬を選択していきたいと思います．

M：COPD は患者さんによってその症状，病態が様々です．患者さんの評価を適切に行い，ガイドラインに沿った治療を心がけましょう．これらに加えて併存症の管理も重要です．COPD の患者さんの多くは喫煙歴のある高齢者ですので，心血管系疾患，骨粗鬆症，糖尿病，そして肺がんなどの併存症にも気をつけなければなりません．肺だけ見ていると他の疾患を見落とすこともありますので，よく話を聞いて，患者さん全体を診て COPD の治療を行っていきましょう **(Box Ⅱ-14-5)**．

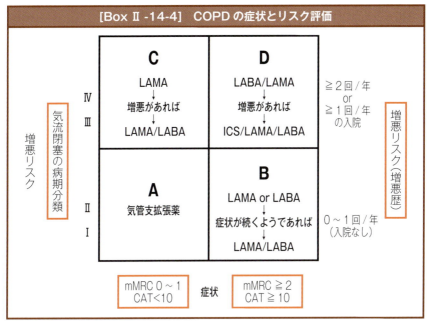

(GOLD ガイドラインより改変)

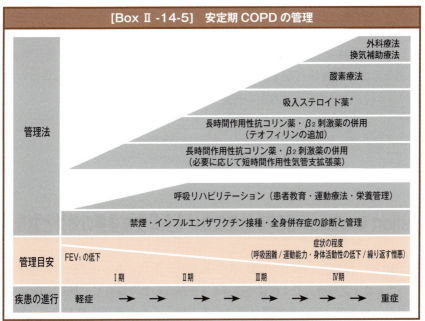

(COPD 診断と治療のためのガイドライン 第4版)

高価値な医療と不十分な医療
High-value Care & Low-value Care

High-value Care：

　COPD の薬物療法の中心となるのは LAMA, LABA などの吸入気管支拡張薬である．禁忌がなければこれらの薬剤を，症状と肺機能，増悪のリスクの評価に基づいて単剤または併用で用いる．

Low-value Care：

　COPD の治療で最も効果があるのは禁煙である．禁煙なくして COPD の薬物療法の効果は期待できない．診察のたびに禁煙について確認し，アドバイスを行う．

Glossary

COPD の治療：

　COPD の治療の目標は，症状および QOL の改善，運動耐容能と身体活動性の向上および維持など，現在の症状を改善させること，さらに疾患の進行抑制，増悪ならびに全身併存症と肺合併症の予防と治療，そして生命予後の改善といった将来のリスクを減らすことである[1, 2]．そのためには薬物療法だけではなく，禁煙支援やワクチン接種，呼吸リハビリテーション，さらに低酸素血症があれば酸素療法などの非薬物療法も一緒に行う必要がある．

Short Lecture：COPD 治療における気管支拡張薬の効果と副作用

● UPLIFT 試験において，LAMA であるチオトロピウムは，COPD 患者において 1 日 1 回の吸入で 1 秒量の改善を 4 年間にわたり維持し，さらに QOL を改善し，増悪のリスクや増悪に関連する入院，そして全死亡率を有意に減少させたと報告されている[3]．

● ECLIPSE 試験では，3 年間にわたり COPD 患者の気管支拡張薬投与後の 1 秒量の変化をフォローしたところ，1 秒量は 1 年につき平均 33 ± 2ml 減少し，その程度は患者によって様々であったが，特に喫煙者ではその減少の程度が大きかったと報告している[4]．

● レスピマットインヘラーを用いてチオトロピウムを吸入した患者において，死亡リスクが上昇するという懸念があったが[5]，その後行われた TIOSPIR 試験で，レスピマットインヘラーとハンディヘラーの間には安全性や効果に差はないと結論づけられた[6]．しかし日本呼吸器学会 COPD ガイドラインや GOLD のガイドラインの中にもこの記載があることから，循環器疾患のリスクのある患者では慎重に投与する．

● FLAME 試験では，増悪リスクの高い COPD 患者において，LAMA（グリコピロニウム）と LABA（インダカテロール）の合剤が ICS（フルチカゾン）と LABA（サルメテロール）の合剤より COPD の増悪抑制効果があったと報告している[7]．

Recommendations

● COPD の治療はまず禁煙であり，症状と気流閉塞の程度と増悪のリスクを評価して薬物療法を行う．
● 薬物療法としては，吸入気管支拡張薬である LAMA，LABA をガイドラインに沿って単剤，もしくは併用で用いる．LAMA を使用する際には，禁忌がないか確認する．

References

1) Global initiative for Chronic Obstructive Lung Disease-GOLD. http://goldcopd.org/gold-2017-global-strategy-diagnosis-management-prevention-copd/

2) 日本呼吸器学会COPDガイドライン第4版作成委員会．COPD（慢性閉塞性肺疾患）診断と治療のためのガイドライン　第4版．日本呼吸器学会, 2013

3) Tashkin DP, et al. A 4-year trial of tiotropium in chronic obstructive pulmonary disease. N Engl J Med. 2008;359;1543-1554.

4) Vestbo J, et al. Changes in forsed expiratory volume in 1 second over time in COPD. N Engl J Med. 2011;365:1184-1192.

5) Katia M.C. et al. Use of tiotropium respimat soft mist inhaler versus handihaler and mortality in patients with COPD. Eur J Repir. 2013;42:606-615.

6) Wise R, et al. Tiotropium respimat inhaler and the risk of death in COPD. N Engl J Med.2013;369:1491-1501.

7) Wedzicha JA, et al. Indacaterol-glycopyrronium versus salmeterol-fluticasone for COPD. N Engl J Med.2016;374:2222-2234.

（知花　なおみ）

Highlight

Case 14　Long acting antimuscarinic agents (LAMA) and long acting beta agonists(LABA) for COPD

Therapy for COPD requires a general approach after carrying out an objective evaluation of the patient's clinical symptoms and also evaluating the grade of airflow limitation and the exacerbation risk. The first step of therapy is to stop smoking. As for drug therapy, it should be performed mainly by inhaled bronchodilators such as LAMA or LABA. Inhaled corticosteroids should be prescribed for patients repeating exacerbation or patients with asthma-COPD overlap syndrome (ACOS). It is indispensable to discriminate patients who are needed inhaled corticosteroids and to prescribe it properly to them. Most of therapy drugs are inhaled drugs, physicians must provide such devices which patients can inhale, furthermore it is necessary to observe that patients are able to inhale in cooperation with pharmacists and nurses.Indeed, patient education in inhaler use is key for the therapy to succeed.

15 COPD患者へのルーチンのマクロライド系抗菌薬の少量継投与

□臨床指標(Clinical Indicator)と■基準(Criteria)

□ COPDの治療を理解する
- ■ 安定期の薬物療法と増悪時の薬物療法

□ COPD患者へのルーチンのマクロライド系抗菌薬の少量継続投与は行わない
- ■ 増悪を繰り返す患者で検討するが,副作用と薬物相互作用に十分注意する

CHALLENGE CASE

患者:70代 男性

現病歴:3年前に湿性咳嗽,労作時の息切れが悪化したため近医受診し,肺機能検査を行ったところCOPDと診断され,禁煙指導とともに長時間作用型吸入抗コリン薬(long-acting muscarinic antagonist;以下LAMA)が開始された.しかしその後も呼吸器感染症を契機にした急性増悪による入退院を繰り返し,徐々に息切れが悪化していった.現在はLAMAに吸入ステロイド(inhaled corticosteroids;以下ICS)と長時間作用型吸入β2刺激薬(long-acting β2 agonist;以下LABA)の合剤の吸入と,少量のクラリスロマイシンが長期にわたり処方されている.この患者さんが1週間前から労作時の息切れの悪化とSpO2が88%と低下し,痰が膿性になってきたため,当院へ紹介となった.

身体所見:身長167cm,体重58kg,血圧144/87mmHg,脈拍110回/分,呼吸数22回,SpO_2=88%(room air)
口腔内衛生状況が悪く,頸部では胸鎖乳突筋が発達しており,聴診では呼吸音が両側で減弱していた.cracklesは聴取されなかったものの,wheezeをⅡ度聴取した.下腿浮腫やバチ状指はない.

CHALLENGE CASE

初療での経過：初療医は呼吸困難の悪化や喀痰の症状，また身体所見からCOPDの増悪と診断し，短時間作用型吸入気管支拡張薬（short-acting β2 agonist；以下SABA）の吸入を開始し，喀痰の塗抹検査を行ったところ，グラム陽性双球菌が認められたため，抗菌薬と全身性ステロイド投与を行い，入院となった．

Tutorial

指導医 mentor（M）：COPDを基礎疾患に持っている患者さんの，労作時の息切れと膿性痰の悪化ですが，もう少し聞きたいことはありますか？

総合診療研修医 generalist（G）：まず労作時の息切れの程度を正確に評価するために，modified British Medical Research Council (mMRC) の質問票を用いて息切れの程度を知りたいです．

M：いい質問ですね．この患者さんの労作時の息切れは，もともとmMRC 3程度でしたが，現在は4ということです．初療医は今回の診断をCOPDの増悪と考えていますが，増悪とはどのような状態を指しますか？

G：COPDの増悪とは，「息切れの増加，咳や痰の増加，膿性痰の出現，胸部不快感・違和感の出現あるいは増強などを認め，安定期の治療の変更あるいは追加が必要となる状態」をいうので[1]，今回は「息切れの増加」と「膿性痰の出現」があることから，COPDの増悪でいいと思われます．

M：まさにその通りです．それでは，増悪の原因にはどのようなものがありますか？

G：多くは呼吸器感染症だと思います．

M：そうですね．ウイルスや細菌による呼吸器感染症が主ですが，その中でも細菌性呼吸器感染症であれば，起炎菌はインフルエンザ菌や *Moraxella catarrhalis*，そして肺炎球菌が多いと言われています[1]．それでは増悪の治療としては何を行いますか？

G：ABCアプローチを行います．Aはanitibiotics（抗菌薬），Bはbronchodilators（気管支拡張薬），そしてCはcorticosteroids（全身性ステロイド）なので，これらを開始します．

M：その通りです．初療医が行った治療は全てガイドラインに沿ったもので，増悪に対する適切な治療です[1]．それでは，内服していたクラリスロマイシンについて検討してみましょう．安定期のCOPDの治療にはどのようなものがありますか？

G：COPDの安定期の薬物療法の中心はLAMA，そしてLABAなどの気管支拡張薬だと思います．気流閉塞の程度，増悪のリスク，ならびに息切れなどの症状から病期分類を行い，必要があればICSを加えます．これら気管支拡張薬とICSを組み合わせて，ガイドラインで推奨されている治療を行います．

M：そうですね．ガイドラインで推奨されている薬剤の中にはマクロライド系抗菌薬治療は入っていません．しかし増悪を繰り返す症例の中には，マクロライド系抗菌薬長期療法によって，COPDの増悪頻度が減少すること，最初の増悪までの時間を延長すること，その他にも健康に関連するQOLを向上させることなどが報告されていることから[2,3]，重症COPDでガイドラインに沿った治療をきちんと行っているにもかかわらず，増悪を年に2回以上繰り返す症例や，年に1回以上入院を要する増悪を起こす症例，中等症～重症のCOPDでは，マクロライド系抗菌薬長期療法を検討してもいいかもしれません **(Box II-15-1)** [3~6]．

[Box Ⅱ-15-1] COPDにおけるマクロライド系抗菌薬長期療法の適応

- 過去1年に2回以上の増悪を起こしている
- 年に1回以上入院を要する増悪を起こしている
- ガイドラインに沿った適切な安定期の治療を行い，吸入手技も問題がない
- 心拍数＜100回/分
- 心電図で補正QT間隔＜450msec
- 肝機能が正常上限の3倍未満
- QT延長をきたす薬剤を使用していない
- 聴力検査で聴力障害がない
- マクロライドに対してアレルギーがない
- 喀痰抗酸菌培養が陰性
- 心血管系のリスクが高くない

(文献4, 6の表を改変)

G：なるほど，増悪を繰り返すCOPD患者に対して検討するべき薬剤なのですね．

M：そうです．ただし，マクロライド系の抗菌薬は他剤との相互作用の問題があることに注意が必要です．COPDが高齢者に多く，併存疾患に対して他の内服薬を飲んでいることが多いことから，実際に何を飲んでいるか確認することが重要です．またマクロライド系抗菌薬には，QT延長や聴毒性などの副作用もあることから[4]，この薬剤の適応のある患者さんをきちんと見極めて投与する必要があります．

Glossary

マクロライド系抗菌薬のCOPDにおける役割：

　COPDでは中枢気道，末梢気道，肺胞領域，肺血管に病変がみられ，これらの病変はタバコ煙などの有害物質吸入による炎症が原因であると言われている[1]．マクロライド系抗菌薬は抗菌活性の他に，免疫調整作用，すなわち抗炎症作用や抗分泌作用を持っており，これらが肺におけるサイトカインの産生や接着因子の発現を減少させ，結果として慢性の気道炎症と喀痰の産生を減少させる[7]．

Short Lecture：COPD の治療

1．安静時の薬物治療は吸入気管支拡張薬が中心で，さらに病期分類に応じて吸入ステロイドを追加する．増悪時の治療は ABC アプローチで行う．

2．COPD の増悪とは，息切れの増加，咳や喀痰の増加，胸部不快感・違和感の出現あるいは増強などを認め，安定期の治療の変更あるいは追加が必要となる状態をいう．ただし，他疾患（心不全，気胸，肺血栓塞栓症など）の先行の場合を除く[1]．増悪は患者の QOL や呼吸機能を低下させ，生命予後を悪化させるため[1]，増悪を起こさないように管理することが重要である．

3．急性増悪の原因の多くは呼吸器感染症なので，起炎微生物を同定し，適切な治療を行う．また予防のためのワクチン接種を忘れない．

4．頻回に急性増悪を起こす症例（2回/年以上）や，年に1回以上入院を要する増悪を起こす症例には，マクロライド系抗菌薬長期療法を検討する．

5．マクロライド系抗菌薬を使用するときは，QT 延長や聴毒性などの副作用の発現に注意する．またマクロライド系抗菌薬は他剤との相互作用がある薬剤であるため，現在内服している薬を必ず確認し，相互作用に注意する．

高価値な医療と不十分な医療
High-value Care & Low-value Care

High-value Care：
　COPD の安定期の治療は LAMA や LABA などの吸入気管支拡張薬を中心に，病期分類に沿ってガイドラインに基づいた治療を行う．また増悪の際には，ABC アプローチ（A；抗菌薬，B；気管支拡張薬，C；全身性ステロイド）を

行う．増悪を年に2回以上繰り返す症例では，マクロライド系抗菌薬長期療法を検討する．ただし，使用する場合は薬の相互作用や副作用に十分留意する．

Low-value Care：
　COPDの治療としてルーチンのマクロライド系抗菌薬長期投与は行わない．COPDの治療は気管支拡張薬であり，マクロライド系抗菌薬を使用するべき患者をきちんと見極める．

Recommendations

● ガイドラインに基づいた適切な治療（吸入手技も含む）を行っているにもかかわらず，COPD急性増悪を繰り返す症例（2回／年以上）や，年に1回以上入院を要する増悪を起こす症例では，マクロライド系抗菌薬長期療法を検討する．

● マクロライド系抗菌薬は他剤との併用により，薬剤相互作用をきたすことがあるため，内服している薬剤の把握が重要．

● マクロライド系抗菌薬の副作用には，QT延長や聴毒性などがあるため，これらにも留意する．

References

1) 日本呼吸器学会．COPD（慢性閉塞性肺疾患）診断と治療のためのガイドライン第4版．2013．

2) Albert RK, et al. Azithromycin for prevention of exacerbation of COPD. N Engl J Med. 2011;365:689-98.

3) Herath SC, et al. Prophylactic antibiotic therapy for chronic obstructive pulmonary disease(COPD). Chochrane Database of systematic reviews. 2013;11

4) Wenzel RP, et al. Antibiotics prevention of acute exacerbation of COPD. N Engl J Med. 2012;367:340-7.

5) Martinez FJ, et al. Role of macrolide therapy in chronic obstructive pulmonary disease. Intern J COPD 2008:3(3);331-350

6) Parameswaran Gl, et al. Long-term macrolide therapy in chronic obstructive pulmonary disease. CMAJ. 2014:186(15):1148-52.

7) Seemungal TAR, et al. Long-term erythromycin therapy is associated with decreased chronic obstructive pulmonary disease exacerbations. Am J Respir Crit Care Med 2008;178:1139-47.

（知花　なおみ）

Highlight

Case 15　Caution of long-term macrolide therapy with low dose for patients having Chronic Obstructive Pulmonary Disease

Drug therapy for COPD in the stable period is mainly carried out by bronchodilators such as long acting antimuscarinic agents(LAMA) and long acting beta agonists(LABA), furthermore inhaled corticosteroids should be added according to the disease severity. Especially for such cases which may repeat the exacerbation more than twice per year, or may present the exacerbation one or more times per year requiring hospitalization, long-term macrolide therapy should be considered. However, before that therapy, physicians must make sure that patients have stopped smoking and have mastered the inhalation technique. Physicians should pay attention to side effects such as QT prolongation or ototoxicity, and also to drug-drug interactions.

16 胆石症全般への ウルソデオキシコール酸の ルーチン投与

□臨床指標 (Clinical Indicator) と■基準 (Criteria)

□ 胆石症に対するアプローチを知る．
  ■ 無症候性胆石症の自然経過，
  ■ 症候性胆石症に対するアプローチは外科的が第一選択．
□ 胆石症に対する非外科的治療（溶解療法）の適応を考える
  ■ 溶解療法には限界がある

CHALLENGE CASE

患者：60代　女性
現病歴：住民健診にて胆嚢結石の指摘あり受診．特に自覚症状は認めない．
既往歴：これまで特に異常を指摘されたことなし．
身体所見：身長160cm，体重70Kg，血圧130/70mmHg，脈拍70回/分，呼吸数20回/分，体温36.5℃
意識は清明．眼球眼瞼結膜の黄染は認めない．胸部聴診所見は明らかな異常なし．腹部所見では右季肋部の圧痛なし．

経過：血液検査上は明らかな異常値は認めなかった．腹部超音波検査にて胆嚢内に直径7～8mmの音響陰影を伴う結石を数個認めた．胆嚢壁は異常を認めなかった．腹痛も認めない．患者と相談し定期的な超音波検査での経過観察を行う方針とした．

Tutorial

(指導医 Mentor：M)：これまで大きな既往のない方で健診での胆嚢結石を指摘され受診された方です．この方にどのように対応していけば良いでしょうか？まず，今後注意することは何でしょうか？

(総合診療研修医 Generalist：G)：これまでの経過や診察時でも間欠的な腹痛や発熱は見られていないようですが，今後，胆石発作による疼痛や胆嚢炎を起こす可能性が考えられます．

M：そうですね．無症状の胆嚢結石症例を経過観察した場合，有症状化や胆嚢癌の発症が問題となります．胆嚢頚部や胆嚢管への嵌頓で年に 2～3% の胆石患者が疼痛発作をきたし，繰り返します[1]．無症状胆嚢結石患者のうち約 4% で胆嚢炎，黄疸，膵炎，胆嚢癌を発症し，年に 0.3% で急性胆嚢炎が，0.2% で閉塞性黄疸が，0.04～1.5% で急性膵炎が起き，稀ではありますが胆石イレウスが起こると言われています[1]．有症状化のリスクファクターとして，複数結石，胆嚢造影陰性，若年者，などが挙げられています[2]．胆嚢結石症例の自然経過観察では，無症状群で有症状化率が有意に低く，無症状例では無症状で経過することが多いという報告があります[3]．他施設の横断的調査では，平均観察期間 8.7 年で 453 例 (78.1%) が無症状のまま，61 例 (10.5%) が軽度の症状，66 例 (11.4%) が重度の症状が出現との結果であり，症状があってもなくても良性の自然経過をたどるとされています[4]．

　では，この方の今後の治療方針としてはどのように考えたら良いでしょうか？

G：症状があれば胆嚢摘出術などの治療介入が必要と考えますが，現時点では症状もないので外科的摘出術は不要と考えます．しかし，今後症状が現れる可能性はあるので経過観察は必要と考えます．

M：その通りですね．何らかの症状を呈した胆嚢結石例に対する治療の基本は胆嚢摘出術であり，術式としては，腹腔鏡下胆嚢摘出術は開腹胆嚢摘出術と比較しても死亡率と合併症発症率は同等[5]であり，入院期間は腹腔鏡下胆嚢摘出術の方が有意に短いため，腹腔鏡下胆嚢摘出術が第一選択の術式として普及しています．しかし，有症状の胆嚢結石に対する各種の治療法について，医学判断学の手法により解析された結果，非手術療法は生活の質の面で優れていると評価されています[6]．非手術療法のうち，胆汁コレステロール溶存度の向上による胆汁酸製剤のウルソデオキシコール酸(UDCA)による経口溶解療法は，胆嚢機能の保たれている患者において有効です．腹部X線撮影でX線陰性，超音波検査で直径15mm未満の浮遊する多発結石でCT値60HU未満が確認される症例において最適と言われています[7]．ただし，治療効果にはUDCA単独で6ヶ月間投与にて完全溶解率は24～38%と報告されており[8]，また，石灰化が明らかな結石や色素結石，胆嚢機能が廃絶している場合には溶解効果は期待できません．治療後の再発も問題となります．溶解後12年間の累積再発率は61%と報告されています[9]．

したがって，胆石症全般に対して，特に今回の方のように無症状で胆嚢壁が腹部超音波検査で十分に評価できる症例では年に1回の経過観察が推奨されます．無症候性の胆石患者の全例へのウルソデオキシコール酸を含めた治療を行う必要はないと考えます．しかし，充満結石例，胆嚢造影陰性例，などは無症状であっても患者と相談した上で手術適応を決定することが好ましいと考えます．

高価値な医療と不十分な医療
High-value Care ＆ Low-value Care

High-value Care：
　経口胆石溶解療法は，結石の種類によっては非手術療法として考慮される．

Low-value Care：
　胆嚢結石症例の自然経過観察では，無症状例では無症状で経過することが

多く，また，経口胆石溶解療法は，治療効果には限界があり，溶解療法では再発が問題となるため，胆石症全例の経口胆石溶解療法は不要である．

Glossary

胆石症の疫学：

　わが国における胆石全体の保有者は，厚生労働省『国民基礎調査』に基づく推計総患者数より，平成2年までは増加しその後も増加していると推測されている[10]．

　胆石症のリスクファクターとして，年齢，肥満，家族歴があげられてきた．50〜60歳代の年齢層，肥満傾向の女性，にリスクが高い[11]．欧米の調査では女性の胆石保有率は男性の2〜3倍であること，妊娠[12]，ホルモン補充療法[13]，経口避妊薬の使用[13]が胆石形成のリスクを高めることより，女性であることや女性ホルモンは胆石形成に関連するリスクファクターとしてあげられ，妊娠や妊娠回数に影響を受ける[12]．さらに胆石の保有率が明らかに白色人種である欧米人が有色人種であるアジア人に比して高値である[11]．これらのことより，5F［Forty（年齢），Female（女性），fatty（肥満），Fair（白人），Fecund・Fertile（多産・経産婦）］は胆石症の代表的なリスクファクターである[10]．

Recommendations

● 胆石症に関しては，症状の有無，無症状であれば結石の性状に応じたフォローや手術適応が考慮される．

● 無症候性の胆石症患者に対して，ウルソデオキシコール酸の投与は必ずしも必要ではない．

References

1) Wittenburg H. Hereditary liver disease: gallstones. Best Pract Res Clin Gastroenterol 2010; 24:747-756

2) 工藤卓也，有山 襄，須山正文．無症状胆石の取り扱い－無症状胆石の経過と治療方針．胆と膵 1998; 19:293-296

3) 杉浦信之，阿部朝美，税所宏光．胆嚢結石症治療のガイドライン作成に向けて－堪能結石症における胆嚢温存療法の意義．胆道 2004; 19:114-118

4) Festi D, Reggiani ML, Attili AF, et al. Natural history of gallstone disease: Expectant management or active treatment? results from a population-based cohott study. J Gastroenterol Hepatol 2010; 25:719-724

5) Keus F, Gooszen HG, van Laarhovan CJ. Open, small-incision, or laparoscopic cholecystectomy for patients with symptomatic cholecystolithiasis: an overview of Cochrane Hepato-Biliary Group reviews. Cochrane Database Syt Rev 2010;(1)

6) 羽生 泰樹，松井 亮好，林 恭平．医学判断学による胆嚢結石治療法の評価－患者の生活の質および費用効果の観点から．日本消化器病学会雑誌．1993; 90:2895-2908

7) Petroni ML, Jazrawi RP, Grundy A, et al. Prospective multicenter study on value of computerized tomography(CT) in gallstone disease in predicting response to bile acid therapy. Dig Dis Sci 1995; 40:1956-1962

8) Podda M, Zuin M, Battezzati PM, et al. Efficacy and safety of a combination of chenodeoxycholic acid and ursodeoxycholic acid for gallstone dissolution: a comparison with ursodeoxycholic acid alone. Gastroenterology 1989; 96:222-229

9) Villanova N, Bazzoli F, Taroni F et al. Gallstone recurrence after successful oral bile acid treatment: a 12-year follow-up study and evaluation of long-term postdissolution treatmen. Gastroenterology 1989; 97:726-731

10) 日本消化器病学会編集　胆石症診療ガイドライン 2016（改訂第 2 版）2016: 南江堂．日本

11) Kratzer W, Masson RA, Kächele V. Prevalence of gallstones in sonogramphic surveys world wide. J Clin Ultrasound 1999; 27:1-7

12) Ko CW, Beresford SA, Schulte SJ, et al. Incidence, natural history, and risk focters for biliary sludge and stones during pregnancy. Hepatology 2005; 41:359-365

13) Grodstein F, Colditz GA, Hunter DJ, et al. A prospective study of symptomatic gallstones in women: relation with oral contraceptives and other risk factors. Obstet Gynecol 1994; 84:207-214

（座喜味 盛哉）

Highlight

Case 16　Wisely choosing of bile acid (UDCA) for Oral medical dissolution

Patients who have gallbladder stones may present some symptoms, such as colic pain, cholecystitis, obstructive jaundice, and pancreatitis. On the other hand, there are reports that the symptomatic ratio is significantly lower in the asymptomatic group than in the symptom group, and asymptomatic cases are often asymptomatic in the natural follow-up of gallbladder stones cases.

If there are any symptoms in cholelithiasis patients, cholecystectomy is the first choice for treatment. Oral medical dissolution with bile acids (UDCA) may be an alternative to cholecystectomy in selected patients with symptomatic gallstone disease aiming at either eliminating the stones or reducing the risk of recurrent symptoms and further complications.

However, there are limits to the therapeutic effect. The success of the treatment depends on the stone characteristics, or gallbladder function. Gallbladder stone recurrence is a significant problem as well.

Therefore, asymptomatic patients with gallbladder stones don't need any treatment including UDCA. However annual follow-up observations are recommended.

第3章

薬剤投与の多様性を学ぶ症例

17　無症候性細菌尿への対応

18　腹痛患者に対する鎮痛薬投与

19　ステロイド性骨粗鬆症の予防と治療としての
　　ビスホスホネート：ステロイドを使用する際の
　　忘れられやすいルーチンの意義を理解する

20　プロトンポンプ阻害薬 (PPI) の急性期使用や
　　長期使用に関して

21　β遮断薬の降圧以外の使い方

22　心血管疾患の一次予防と二次予防に対する
　　アスピリンとスタチン製剤の使用

17 無症候性細菌尿への対応

> **□臨床指標 (Clinical Indicator) と■基準 (Criteria)**
> □ 無症候性細菌尿への対応を知る．
>   ■ 抗菌薬を使用する状況を理解する

CHALLENGE CASE

患者：70 歳女性
病歴：高血圧と 2 型糖尿病で通院中．どちらもコントロールは良好である．腎障害有無の評価のために定期の尿検査を施行した（High Value care）．尿蛋白は陰性であったが，尿沈渣で WBC5－10/HPF，細菌 3＋，という結果を認めた．頻尿，排尿時痛，尿混濁，尿臭の変化，発熱などは自覚していない．

既往歴
64 歳時：右腎盂腎炎で入院加療（起炎菌：大腸菌）
身体所見：血圧 130/80 mmHg，脈拍 80/ 分，呼吸数 14 回 / 分，体温 36.5℃．胸部聴診で異常なし．腹部診察上，腎双手診で圧痛なく，恥骨上部にも圧痛なし．肋骨脊柱角の叩打痛なし．

Tutorial

指導医（Mentor：M）：過去に腎盂腎炎の既往のある 70 歳女性が，定期検診の尿検査でたまたま細菌尿を指摘されたケースですね．どうアプローチするかな？

総合診療研修医（Generalist：G）：まずはきちんと中間尿で検査をし直します．尿路感染を想定していない尿検査は，中間尿でないことも多いからです．

コンタミネーションの影響を避けるために中間尿またはカテーテル採尿が細菌尿の診断には必要です（High value care）．中間尿による再検査でも細菌尿を認めた場合に，細菌尿と診断します．厳密には尿培養を提出し，10^5 CFU/ml 以上の細菌を女性では 2 回連続，男性では 1 回でも認めれば細菌尿と診断します．また男女を問わず導尿による検体では 10^2 CFU/ml 以上の細菌を 1 回でも認めれば良いとされています[1]．しかし，実際の臨床現場では遠沈していない，上皮細胞などの混入のない中間尿検体の鏡検で菌体を認めれば 10^5 CFU/ml 以上に相当すると言われており，細菌培養結果を待たずに細菌尿と診断しても良いと思います．

　この患者さんは細菌尿を認めながら，尿路感染症を示唆する下部尿路症状（排尿時痛，頻尿，尿混濁など），上部尿路症状（肋骨脊柱角の叩打痛，腰痛，発熱など）を認めていません．このような状態を"無症候性細菌尿"と言います．現在，確かに感染兆候はありませんが，6 年前に腎盂腎炎の既往があり，予防的な意味も込めて，抗菌薬を処方して上げても良いのかな…と思います．

M：無症候性細菌尿は 70 歳以上の市中で暮らす高齢者女性の 15%以上に認める極めてコモンな病態です**（Box Ⅲ-17-1）**．尿道カテーテルを留置している場合，頻度は 100%となります[2]．抗菌薬乱用とそれにともなう有害事象，医療費高騰を防ぐ点からも無症候性細菌尿に対する抗菌薬投与の適応を理解しておくことは重要です．一般には抗菌薬は必要ではありません（High value care）．逆の言い方をすれば，抗菌薬の積極使用適応となる患者群を理解しておけば，それ以外では抗菌薬投与は全て不要，となります．過去の腎盂腎炎の既往と無症候性細菌尿の組み合わせは，抗菌薬投与を正当化しません．無症候性細菌尿のスクリーニング並びに抗菌薬治療を推奨すべき状況は以下のようなときです**（Box Ⅲ-17-2）**．

G：これらの場合になぜ，抗菌薬が必要なのですか？

M：妊婦の無症候性細菌尿を放置しておくと，30 ～ 40%が膀胱炎や腎盂腎炎といった症候性尿路感染症に進行し，早産，それに伴う低出生児出産など，母体や胎児にも悪影響があると言われています．抗菌薬投与によってこれらのリスクを 70 ～ 80%低下させることができると言われています．尿培養の感受

性を参考に，妊婦に投与可能な抗菌薬を投与します．治療期間にはまだコンセンサスは無いですが，1日の単回投与よりは長め（5〜7日間）が良いとされています[3]．

泌尿器処置*前の抗菌薬投与も腎盂腎炎の予防に効果があるといわれています．

腎移植後3〜4か月に腎盂腎炎に罹患すると拒絶反応を起こすリスクが上昇します．これを防止するために無症候性細菌尿をスクリーニングし，治療します．ただし，移植後4か月を過ぎた後の無症候性細菌尿に関する取扱はコンセンサスが得られていません．

[Box Ⅲ-17-1] 無症候性細菌尿の頻度

	頻度(%)
妊婦	1.9-9.5
閉経前の健康な女性	1.0 − 5.0
閉経後の女性（50 − 70 歳）	2.8-8.6
糖尿病	
女性	9.0 − 27
男性	0.7 − 11
市中に暮らしている高齢者（70 歳以上）	
女性	>15
男性	3.6 − 19
介護施設に暮らしている高齢者	
女性	25-50
男性	15-40
脊髄損傷後	
間欠的導尿	23 − 89
括約筋切開／コンドームカテーテル	57
透析患者（自尿期）	28
尿道カテーテル留置者	
短期（30 日以内）	1 日につき5 − 7%増加
長期（30 日以上）	100

（文献1より引用）

[Box Ⅲ-17-2] 無症候性細菌尿のスクリーニングと抗菌薬治療が必要な場合

妊婦（特に妊娠12 〜 16 週の時期）
侵襲的（粘膜出血が予想される時）な泌尿器処置が予定される場合
腎移植患者（特に術後3-〜 4 か月）

高価値な医療と不十分な医療
High-value Care & Low-value Care

High-value Care：
　妊婦，侵襲的泌尿器手術，腎移植3～4か月後の無症候性細菌尿に抗菌薬を考慮する．

Low-value Care：
　上記以外の場合に，抗菌薬を投与してしまう．

Glossary

泌尿器処置：
　泌尿器処置は，一般的には膀胱鏡，膀胱鏡＋尿管操作（ステント挿入など），などの粘膜からの出血を伴う手技の場合は適応になる．無症候性細菌尿を持つ患者では尿道カテーテル挿入のような非観血的な処置前にも抗菌薬は必要かについては，単なる尿道カテーテル挿入では抗菌薬投与の適応はない．しかし，経直腸アプローチによる前立腺生検時は細菌尿の有無に関わらず，投与することが多い[4]．

Short Lecture：糖尿病の患者と無症候性細菌尿の関係

　糖尿病の患者と無症候性細菌尿の関係について，糖尿病の患者に無症候性細菌尿を合併したときには，尿路感染症予防のために治療したくなってしまうという意見がある．
　女性でインスリンを使用している人，糖尿病罹患期間が長い人に無症候性

細菌尿のリスクが高いと言われている．意外なことに血糖コントロール状況との関連は無いと言われている．

確かに，糖尿病の患者に無症候性細菌尿を合併すると敗血症性尿路感染症のリスクが増えることが知られている(ハザード比 4.4；95% CI 1.2-16.5)．しかし，無症候性細菌尿の治療が症候性尿路感染症の減少に寄与するというエビデンスは乏しい．現時点ではスクリーニングならびに抗菌薬の投与は推奨されていない[5]．

Recommendations

細菌尿を認めながら，尿路感染症の症状を欠くものを，無症候性細菌尿という．特に高齢者に見られることが多い．

ほとんどの無症候性細菌尿は抗菌薬による治療の必要はないためスクリーニングの必要はない．例外は妊婦，侵襲的（粘膜出血が予想される時）な泌尿器処置が予定される場合，腎移植患者（特に術後3〜4か月）であり，これらの病態にはスクリーニング並びに治療の適応がある．

糖尿病の患者に無症候性細菌尿があるときには敗血症性尿路感染症のリスクが増すが，予防的な治療が尿路感染症の発生を減少させるといったエビデンスはない[5]．

References

1) Nicolle LE, et al. Infectious Diseases Society of America guidelines for the diagnosis and treatment of asymptomatic bacteriuria in adults. Clin Infect Dis. 2005;40(5): 643-654.

2) Colgan R, et al. Asymptomatic bacteriuria in adults. Am Fam Physician.2006; 74(6): 985-990.

3) Widmer M, et al. Duration of treatment for asymptomatic bacteriuria during pregnancy. Cochrane Database Syst Rev. 2015 (11): CD000491.

4) Taylor AK, Murphy AB. Preprostate biopsy rectal culture and postbiopsy sepsis. Urol Clin North Am. 2015;42(4): 449-458.

5) Karunajeewa H, et al. Asymptomatic bacteriuria as a predictor of subsequent hospitalisation with urinary tract infection in diabetic adults: The Fremantle Diabetes Study. Diabetologia. 2005;48(7): 1288-1291.

(星　哲哉)

Highlight

Case 17　Management of asymptomatic bacteriuria

Asymptomatic bacteriuria is defined to be such bacteriuria as having no symptoms of a urinary-tract infection. The elderly especially have asymptomatic bacteriuria on a frequent basis. Almost all asymptomatic bacteriuria does not need treatment by antimicrobial agents, and also does not need screened for. However, there are exceptions. For example, pregnant women, cases in which invasive urological treatment are required for mucosal bleeding, and renal transplant patients. This is especially true for those who have had their operation within the last three or four months. They need screening as well as treatment with antimicrobial agents.

When patients with diabetes mellitus have asymptomatic bacteriuria, the risk of septic urinary tract infection does indeed increase, though there is not any evidence that preventive treatment could decrease the onset of urinary tract infection (Karunajeewa, McGechie et al. 2005).

18

腹痛患者に対する鎮痛薬投与

□臨床指標(Clinical Indicator)と■基準(Criteria)
□ 腹痛患者に対する鎮痛薬投与について理解する
- ■ 疼痛の評価を行う
- ■ 投与のタイミングと薬剤の種類や組み合わせを理解する

CHALLENGE CASE

患者：37歳,男性

病歴：来院前日の夕から食欲低下を認め,間歇的な心窩部痛が出現した.その後,悪心・嘔吐を認め,徐々に右下腹部痛が出現し増悪してきたため救急外来を受診した.

既往歴：特記事項なし

身体所見：血圧 124/64 mmHg,脈拍 100回/分,呼吸数 20回/分,体温 37.8℃ 腹部は平坦だが筋性防御あり,右下腹部に圧痛と反跳痛を認める.

初療での経過：初療医は虫垂炎を疑って血液検査と超音波検査を行うこととした.血液検査では WBC 12,000/μL,CRP 2.5 mg/dL と炎症反応の上昇を認めた.超音波検査を施行したが,腫大した虫垂を描出することは困難であった.しかし,病歴や身体所見からは虫垂炎が疑われ,腹膜刺激症状も認めることから手術適応の可能性もあると判断し,院外のオンコールの外科医に連絡した.外科医から,30分後に来院するので絶飲食と補液,抗菌薬の投与を指示された.直後,看護師から患者が強い腹痛を訴えており痛み止めを投与して欲しいと言っているとコールされた.初療医は,外科医の評価が済んでいないため鎮痛薬の投与をどうしたらよいのか判断に困ってしまった.

Tutorial

指導医（Mentor：M）：病歴と身体所見からどのような疾患が疑われますか？

総合診療研修医（Generalist：G）：急性虫垂炎が強く疑われます．腹膜刺激症状も伴っているようですから緊急手術の適応もあるのではないでしょうか．

M：そうですね．Alvarado score **(Box Ⅲ-18-1)** も9点ですし，急性虫垂炎の可能性が高いと思います．最終的な診断や治療方針に関してはやはり外科医の診察を待たなければなりませんが，外科医の到着まで患者の腹痛を放置していてよいでしょうか．

G：苦痛は早期に取り除くべきと思いますが，症状がマスクされ診断や治療に影響しないでしょうか？

M：確かにその懸念は分かります．歴史的に"診断不明の腹痛患者に対して鎮痛薬を投与することは症状や身体所見をマスクしてしまう可能性があるため控えるべき"とされてきました．古くは1921年のCopeの教科書[1]に記載があり，現在でもイギリスやアメリカの一般外科医のうち38〜67%は鎮痛薬の投与により腹部所見がマスクされてしまうと考えているという報告もあります[2]．

[Box Ⅲ-18-1] Alvarado score

Alvarado score	点数
心窩部から右下腹部への腹痛の移動	1
食欲不振	1
悪心・嘔吐	1
右下腹部痛	2
反跳痛	1
発熱（37.3度以上）	1
白血球上昇（>10000）	2
白血球の左方移動	1
※7点以上で急性虫垂炎が疑われる	

あるスタディでは，手術になった腹痛患者で 90% は術後の疼痛コントロールに満足しているが，術前の疼痛コントロールに関しては 40～60% 足らずしか満足していなかったということが示されています．また，ER を受診し緊急手術となった患者のうち，外傷患者では 73.5% に対して術前に鎮痛薬が投与されていたのに対して，腹痛患者では 47.1% にしか鎮痛薬が投与されていなかったという報告もあります[3]．いかに確定診断前の腹痛患者に対する鎮痛薬投与が控えられてきたかということが分かるかと思います．

しかし，2003 年に発表されたプロスペクティブスタディでは，ER を受診した腹痛患者 74 症例に対してモルヒネ投与群とプラセボ群で比較して最終診断や治療のマネジメントに有意差はありませんでした[2]．また，虫垂炎患者に注目した別のスタディでも確定診断前に鎮痛薬を投与しても診断率や手術までの時間，穿孔率，入院期間などに有意差ははかったという報告もあります[4,5]．そればかりでなく，早期の鎮痛薬投与により身体所見もとりやすくなるという報告もあります[3]．したがって，確定診断前の腹痛患者に対して鎮痛薬の投与をためらう理由はありません．

G：なるほど．早期の鎮痛薬投与により患者の満足度も高くなりますね．

M：その通りです．鎮痛薬投与の遅れや不適切な用量の投与が後のケアや満足度に影響を及ぼします．我々医療者は疼痛を過小評価しやすい傾向があります．腹痛患者に対する早期の鎮痛薬投与は倫理的にも積極的に行ったほうがよいでしょう．

G：分かりました．では，投与ルートや薬剤はどうしたらよいのでしょうか．腹痛患者では腸管の問題もあるので経口や経直腸投与は避けたほうが良いと思います．

M：静注が良いですね．静脈路確保が困難なときには筋注も考慮して下さい．

G：薬剤は opioid を初期から使用したほうがよいのでしょうか．

M：日本の急性腹症診療ガイドライン 2015 では，まずはアセトアミノフェンの投与を推奨しています．アセトアミノフェンは静注も可能であり，効果発現も

早いため良いとされています．また，non-opioid と opioid の組み合わせは鎮痛効果を増強させ，opioid の投与量を減らして悪心・嘔吐や呼吸抑制などの opioid 関連の副作用を減少させるとされています[3]．

　まずは疼痛スケールを用いて迅速に初期の疼痛評価を行い，アセトアミノフェン 1000mg の静注を行います．疼痛が強い場合は opioid の併用を考慮します．投与後に鎮痛効果の評価を行い鎮痛薬の追加投与の検討を繰り返します[6]．腹痛患者が来院したら，迅速に疼痛の評価を行い早期に適切な鎮痛薬を投与することが重要です．

高価値な医療と不十分な医療
High-value Care & Low-value Care

High-value Care：
　腹痛患者に鎮痛薬を投与しても診断や治療などのマネジメントに影響を与えることはない．苦痛をとるための鎮痛薬は積極的に投与してもよい．

Low-value Care：
　鎮痛薬の投与により症状や身体所見がマスクされ誤診や過小評価になる事を恐れて投与をためらう事は患者を苦痛にさらすだけではなく倫理的にも許されない．

Glossary

疼痛スケール（Box Ⅲ-18-2）
　疼痛を評価するための疼痛スケールは簡便で繰り返し施行しやすいものが良い．意識障害や視力障害を有する患者や年齢，言語などにより使用が制限されるため，患者によって使い分ける必要がある．成人患者においては

NRS（Numerical Rating Scale）が最も過小評価が少なく感度も高いという報告がある[4]．

以下に代表的な疼痛スケールを示す．

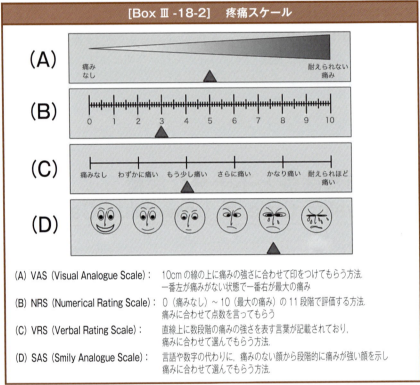

[Box Ⅲ-18-2] 疼痛スケール

(A) VAS（Visual Analogue Scale）： 10cmの線の上に痛みの強さに合わせて印をつけてもらう方法．
一番左が痛みがない状態で一番右が最大の痛み
(B) NRS（Numerical Rating Scale）： 0（痛みなし）～10（最大の痛み）の11段階で評価する方法．
痛みに合わせて点数を言ってもらう
(C) VRS（Verbal Rating Scale）： 直線上に数段階の痛みの強さを表す言葉が記載されており，
痛みに合わせて選んでもらう方法．
(D) SAS（Smily Analogue Scale）： 言語や数字の代わりに，痛みのない顔から段階的に痛みが強い顔を示し
痛みに合わせて選んでもらう方法．

（文献3を参考にして著者作成）

Short Lecture：確定診断前の腹痛患者の疼痛コントロールについて（Box Ⅲ-17-3,4）

1．NRSを用いて迅速な疼痛の初期評価を行う
2．鎮痛薬の静脈投与
　a) NRS ≦ 3　non-opioid（アセトアミノフェン）
　b) NRS ≧ 4　opioid と non-opioid の併用

c) 尿管結石や胆石による疝痛では鎮痙剤（ブチルスコポラミン）の併用を考慮する
3．患者の再評価を行う
4．NRSを用いて15〜30分毎に疼痛評価を繰り返し鎮痛薬の再投与を考慮する．同時に鎮痛薬の副作用や合併症の評価も行う

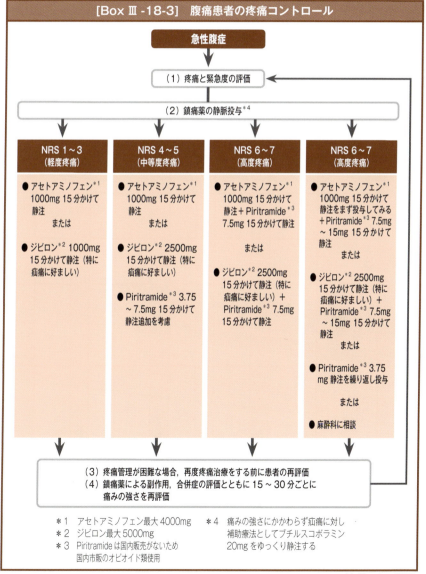

(文献5より引用)

[Box Ⅲ-18-3] 腹痛患者の疼痛コントロール

救急室での成人急性腹痛患者に使用される「鎮痛薬」「補助薬」「鎮痛薬の副作用と合併症」に対する医薬品

医薬品	適応	単回投与量	1日の最大投与量	効果発現までの時間	半減期	副作用と禁忌	副作用と禁忌
非麻薬性鎮痛薬(静脈注射)							
アセトアミノフェン(パラセタモール)	軽度疼痛に対する単剤投与,中等度~強度疼痛には麻薬との併用が望ましい	500~1,000mg 注:国内では 300~1,000mg/回,投与間隔は 4-6 時間以上	4,000mg	10-15min	1-2h	禁忌:同薬に対する過敏症が知られている場合,重症の肝機能障害(例えば,慢性的なアルコール乱用).G6PD*欠損症	短時間点滴は 15 分間かけること.ほかの薬剤と混ぜないこと
ジピロン(メタミゾール)注意:国内ではスルピリン(メチロン)	軽度疼痛に対する単剤投与,中等度~強度疼痛には麻薬との併用が望ましい	1,000~2,500mg 注:国内では 250~500mg/回	5,000mg 注:国内では 1,000mg	20-30min	1.8-4.6h	副作用:顆粒球減少症(非常にまれ),低血圧異常,造血系障害.G6PD 欠損症,急性間欠性肝ポルフィリア,腎不全(投与量減量が必要)	短時間点滴は 15 分間かけること.急速投与は血圧低下を誘発する
強力効果型麻薬性鎮痛薬(静脈注射)							
Piritramide	中等度~強度疼痛に麻薬と併用せずに使用できる	3.75-22.5mg	—	2-5min	4-10h	副作用:鎮静,呼吸抑制,低血圧,悪心,嘔吐 禁忌:同薬に対する過敏症が知られている場合	緩徐に静注(10mg/min)または短時間点滴で投与する
強力効果型麻薬性鎮痛薬(静脈注射)							
ナロキソン	中枢神経鎮静状態における麻薬拮抗(呼吸抑制)	0.1-0.2mg	—	—	70min	副作用:悪心,頻脈,低血圧 禁忌:同薬に対する過敏症が知られている場合	効果に応じて,2 分間毎に 0.1mg
麻薬による悪心嘔吐の治療薬							
メトクロプラミド	悪心,嘔吐	10mg	30mg	—	2.6-6.6h	禁忌:同薬に対する過敏症が知られている場合,褐色細胞腫,プロラクチン産生腫瘍,機械的腸閉塞症,てんかん	中枢性ドパミンおよび 5-HT₃受容体を阻害する
オンダンセトロン	悪心,嘔吐	4-8mg	—	—	3.2-3.5h	副作用:狭心症,心室性不整脈,動悸 禁忌:閉塞性隅角緑内障,褐色細胞腫	中枢性 5-HT₃ 受容体を阻害する
麻薬による低血圧に対する循環補助薬							
Theodrenaline/Cafedrine	輸液に反応しない低血圧	0.5-1.0mg アンプル(1-2mL)	—	—	1h	副作用:狭心症,心室性不整脈,動悸 禁忌:閉塞性隅角緑内障,褐色細胞腫	0.5-1.0 アンプル(1-2mL)を緩徐に静注 1mL/min
鎮痛薬							
ブチルスコポラミン	鎮痙,回次感神経遮断	20-40mg(1-2mL)	—	—	5.1h	副作用:放尿,低血圧 禁忌:消化管の機械的狭窄,閉塞性隅角緑内障,重症筋無力症	緩徐に静注

Recommendations

● 腹痛患者に対する鎮痛薬の早期投与は安全であり倫理的にも妥当である

● 確定診断前の腹痛患者に鎮痛薬を投与しても誤診や過小評価にはつながらずマネジメントにも影響を与えない

● 腹痛患者に対する鎮痛薬の投与は，患者の満足度も高くなるため積極的に行うべきである

References

1) William Silen. Cope's early diagnosis of acute abdomen. 22 Ed.Oxford University Press, 2010

2) Thomas SH, Silen W, Cheema F, et al. Effects of morphine analgesia on diagnostic accura-cy in Emer4gency Department patients with abdominal pain: prospective, randomized trial. J Am Coll Surg. 2003 Jan;196(1):18-31.

3) Falch C, Vicente D, Häberle H, et al. Treatment of acute abdominal pain in the emergency room: a systematic review of the literature. Eur J Pain 2014 ; 18 : 902-913.

4) Aydelotte JD, Collen JF, Martin RR. Analgesic administration prior to surgical evalua-tion for acute appendicitis. Curr Surg. 2004 Jul-Aug;61(4):373-5.

5) Ciarrocchi A, Amicucci G. Safety and impact on diagnostic accuracy of early analgesia in suspected acute appendicitis: a meta-analysis. International Journal of Surgery. 2013;11(9):847-52.

6) 急性腹症診療ガイドライン出版委員会. 急性腹症診療ガイドライン 2015. 医学書院. 164-168. 2015.

（新里　盛朗）

Highlight

Case 18 Analgesia for Patients with Acute Abdominal Pain

The administration of analgesia for patients with acute abdominal pain has been regarded as something that should be refrained because it might mask symptoms and which would likely cause misdiagnosis or the underestimation of the problem. However, in recent studies, it has been shown that early administration of analgesia does not influence the diagnosis and treatment. Furthermore, analgesia provide pain control which makes the clinical examination easier, and increases patient's satisfaction. Physicians should quickly assess the pain, and carry out early administration of analgesia actively which is also needed morally.

19

ステロイド性骨粗鬆症の予防と治療としてのビスホスホネート：ステロイドを使用する際の忘れられやすいルーチンの意義を理解する

□臨床指標 (Clinical Indicator) と■基準 (Criteria)

- □ ステロイド性骨粗鬆症の病態と機序を理解する
- □ ステロイド開始前に骨粗鬆症による骨折のリスクを適切に把握できる
- □ 骨粗鬆症の進行を防止する適切な生活習慣を理解して説明できる
- □ 原発性／ステロイド性骨粗鬆症の進行を予防・防止する適切な内服治療を行える
  - ■ 内服薬の選択肢を把握する
  - ■ 内服薬の効果と副作用を十分に把握する
  - ■ 適切な時期に休薬・中止でき，副作用のモニターを行える

CHALLENGE CASE

患者：47歳女性．主婦．三人のお子さんの母．

主訴：2か月間の朝の両手のこわばりと微熱で発症した関節リウマチに，2週間前から内服のプレドニン（朝食後5mg，夕食後2.5mg）とメトトレキサート週8mgの内服 が開始され，今週外来に経過を追うために来院された．

病歴：3か月前から40分ほど続く朝の両手のこわばりが続き，当院で精査．EULARの関節リウマチ分類基準で8点と分類され，DMARDによる治療が必要な関節リウマチの診断がなされた．画像上の骨びらんなどのリウマチ特異的な所見はまだ認められず，メトトレキサート週8mgの内服とプレドニンは朝5mg，夕2.5mgで内服を開始．その後2週間して今回の外来に来られている．内服のアドヒアランスはよく，自覚症状としての痛みは大幅に改善したが，夜間の睡眠障害を軽度自覚し始めた．胃薬としてプロトンポンプ阻害薬も処方されていて胃部痛は認めない．プレドニンの処方を受けて，インターネットでプレドニンの副作用を調べていると骨粗鬆症の治療が必要であると記載があり，自分はどうなのだろうと心配されている．

CHALLENGE CASE

既往歴：毎年，健診は受診している．昨年，腹痛でクリニックを受診した際に軽度の肝酵素上昇（AST 30IU, ALT 32IU）と肥満，胆のうに小さなポリープが指摘された以外には異常はなかった．以後，体重を落として肝酵素は下がってきている．

　現在16歳，12歳，10歳になるお子さんがいる．妊娠・出産時にも産婦人科の検査では特に異常を指摘されなかった．初経は14歳．月経は定期的であったが，45歳からほとんど月経がない．

アレルギー歴：なし，**社会歴**：喫煙なし，飲酒はワインを週に数杯程度，大学時代は部活でバレーボールのレギュラー選手であった，その後事務職．

家族歴：祖母にも母にも大腿骨頸部骨折の既往あり

身体所見：身長162cm,体重58kg,血圧102/60mmHgほど，脈拍80回/分・整全身状態は良好．明らかな皮疹や皮下腫瘤なし．口腔内に口腔内アフタ認めず．治療中の齲歯が下顎歯の一つに認められる．頸静脈怒張なし．心音整・心雑音聴かれず．肺野にラ音など聴かれず．触診上両手のPIP・MCP・手首関節が軽度腫脹している印象あり．指関節の変形は認めず

処方：リウマトレックス®(メトトレキサート) 8mg 週1回 月曜日内服，プレドニン®(プレドニゾロン) 朝5mg 夕2.5mg 内服，ランソプラゾールOD錠®(ランソプラゾール) 15mg 夕食後1日1回，フォリアミン®（葉酸）5mg 週1回水曜日朝内服，プラバスタチンNa®(プラバスタチンナトリウム) 5mg 夕食後1日1回.

Tutorial

総合診療研修医generalist（G）：先生，今日の患者さんはなんだかつかみどころがない症例ですが，なんだか骨粗鬆症と関係する情報が目立つ気がします．ステロイドの骨粗鬆症の話に持っていきたいのですよね．

指導医 mentor（M）：その通りです．新しいリウマチの治療が効いているようでひと安心といきたいのですが，ステロイド骨粗鬆症への対応が不十分かもしれないと心配してしまう，よくある臨床の場面を，一緒に考えようと思ったのです．

G：骨粗鬆症治療の開始のタイミングだけで言えば，ステロイドやメトトレキサートの治療が始まったのは2週間前ですよね．同時に多種の薬を開始すると何から副作用が起こったかわかりにくくなってしまいます．患者さんが来られたこの外来で副作用の有無を確認した後に，ステロイド骨粗鬆症の治療を始めればよいのではないですか？ それにこの患者さんにすぐにビスホスホネートなどの薬物治療を開始する必要はあるのでしょうか？

M：鋭いコメントをありがとうございます．まずは（1）ステロイドを開始するにあたって，骨粗鬆症の薬剤治療はいつ始めるのが適切か？というのは大事な検討事項です．先生の言われるように，何も内服していなかった人が，急にこれまで内服していないリウマチ治療薬を何剤もはじめてしまったのですから，優先度の低い薬は後回しにするなど，ゆっくり薬を調整したいですね．
　一方では，もしこの時点でビスホスホネートなどの骨粗鬆症予防の内服を早急に始めたほうがいいという明確な理由やエビデンスがはっきりあるのであれば，遅れずに始めたいなとは感じませんか？

G：確かに，そうなんですよね．私は，この症例にはなぜか緊急性を感じないのですが，緊急性を感じていない自分の判断も，勉強不足からではないかという不安があります．また，高齢者の骨折は，いったん起こるとその後の日常生活や予後へのインパクトが強いのでできるだけ避けたいという気持ちも強いですね．

M：先生が，そういう気持ちにさせられるような症例にであったことがあれば教えてほしのですが？

G：はい．先日，私の外来にステロイドを低用量ですが長期（7年ほど）服用されていた65歳のご婦人が　突然の腰痛を自覚して来院されました．元気な方で，旅行が好きな方だったのです．しりもちをついたなどの明らかな外傷の

機序はなかったようですが，結局，脊椎の圧迫骨折だったのです．調べてみると，ビスホスホネート製剤の内服を始められたのが，ステロイド開始後から半年後だったようです．ふと，もっとビスホスホネート製剤を早く始めていたらと考えてはしまいました．より早く始めていたからって，骨折を防げたかどうかはわからないのですけどね．結局，骨折をきっかけに車いすが必要になってしまって，旅行も難しくなってしまいました．医療者として，これから何に気を付けるべきなのだろうと考えさせられたことがあります．

M：ひとつひとつの症例から，次につながる示唆を読み取る先生の姿勢はとても大事だと私は思います．大事なことは，この領域は治療効果に対するデータやエビデンスも発展中の分野なので，悩みながら進んでいて当然なのです．逆に強すぎる思い込みはバイアスになりやすいので，偏見のない立場で論文やデータを読み取っていく姿勢も重要です．加えて，骨粗鬆症の予防を図るためのより良いタイミングを読み取るためには，(2) ステロイド特有の骨への影響や機序の理解も大事になってくるでしょう．

(1) ステロイドを開始するにあたって，骨粗鬆症の薬剤治療（ビスホスホネート）はいつ始めるのが適切か？

　ビスホスホネート以外の一般的な選択肢に限って言えば，できるだけ早く始めるに越したことはないといえますが，ビスホスホネート製剤の内服をいつ始めるべきかということに関して，私は十分な推奨を見つけることができませんでした．文献やメタアナリシスを見ても，治療の欄にいつから開始すべきという記載はほとんどありません．UpToDate の説明（文献 1：Prevention and treatment of glucocorticoid-induced osteoporosis）では最初の数か月で骨損失は最も早くなり，他の古い文献でも最初の半年に最も骨損失が進むと記載があります．依って，ステロイドの用量にもよりますが，プレドニゾロン 1 日 10mg 以下であれば最初の数週間以内に開始し，より高用量のプレドニゾロン（パルスなど）を始める際には，可能な限りステロイドと同時にビスホスホネートを始めるように，私は心がけています．

（2）ステロイド特有の骨への影響

ステロイドは，他のホルモン（甲状腺や副甲状腺など）と違い，骨吸収系を亢進するだけでなく，骨形成系を抑制し，カルシウムの吸収系やビタミン作用などを通じて間接的にも骨粗鬆症へ導く機序を持っています．ステロイドの影響を図示しています．

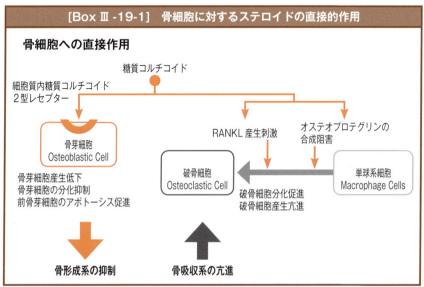

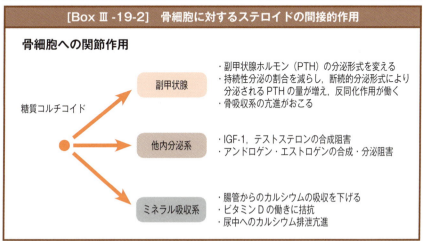

（文献2：Pathogenesis, clinical features, and evaluation of glucocorticoid-induced osteoporosis UpToDate をもとに著者作成）

M：ここで一つ質問させてください．もし，先生が外来で経験された症例がもう一度来られたら，薬物治療を早く始めたくなるのではないのですか？今回の症例では，そこまで緊急性が無いように感じているのは，なぜですか？

G：一番の理由は年齢です．47歳ですよね．この方は若いころからスポーツもしているし，たばこやアルコールの飲酒もそれほどではないですよね．体重も痩せすぎているわけではないです．骨粗鬆症のリスクは低い方ではないでしょうか？ リウマチの治療も効果が出ているようですし，ステロイドにより起こる骨折のリスクは，（3）ステロイドの使用量を必要最低限にしておけば少ないのではないかと思うのです．

M：素晴らしい．先生は今，二つの大事なポイントを指摘されました．先生の話と順番は逆になるのですが，①ステロイドの量を必要最低限，使用期間も最短にするということは，ステロイド骨粗鬆症の予防・治療にとって最も大事な基本です．忘れられやすいので注意しましょう．プレドニン1日2.5mgの少量からすでに骨折のリスクを上げるといわれています．当然ながら，プレドニンの1日量が5mg, 7.5mgと増えるにつれ骨折のリスクは増し，一般集団に比べてプレドニンを1日7.5mg内服している人は椎体骨折のリスクが4～6倍に上がるといわれています[3]．

ステロイド使用にあたっての骨粗鬆症のリスク分類：

M：また先生は，②ステロイド使用にあたって骨粗鬆症のリスク分類をして，どの患者さんには予防的なビスホスホネートの内服をすべきか判断しています．これは，今回お話しする骨粗鬆症の薬剤治療を始めるにはとても大事なポイントです．どのように判断したのかポイントを教えてもらえますか？

FRAX(Fracture Risk Assessment Tool) について

G：はい，最近の研修医の参考書でFRAX(Fracture Risk Assessment Tool)という概念を習ったことがあります．人種，年齢，性別，身長・体重，大腿骨頸部骨折の家族歴，喫煙，ステロイド使用の有無，関節リウマチの有無，続発性骨粗鬆症を来す疾患，アルコールを1日3単位（1単位8～10gのアルコール量はグラス一杯285mlのビールのアルコール量に相当します）以上飲む人，大腿骨

近位部の骨密度値などの因子を用いて，10年以内に骨折をきたすリスクを予想するスコアです．今気が付きました．今回の患者さんにはリウマチという危険因子もありましたね．

その点からいうと，この患者さんでは骨折のリスクは低いと印象を持ったのです．実際の計算はまだしていません．

M：素晴らしい．私が研修医の時にはこのスコアはおそらくなかったか，もしくは一般の人は使えなかったはずです．先生が今触れられたスコアは，WHOから提案されたもので現在50を超える国で用いられています．10年以内に，大腿骨頸部骨折のリスクと主要骨粗鬆症性骨折（上腕骨近位部，手首，大腿部もしくは臀部の骨折，臨床症状の出る椎体骨折）が起こるリスクを求めてくれます．国別，BMI別に，また骨密度を測定した集団でも測定していない集団でも将来10年以内の骨折のリスクが求められます．FRAXのホームページを使えばすぐに計算できるのですが，初めての人にはとっつきにくいのでリンクを載せてきます．

FRAX計算 - 日本（https://www.shef.ac.uk/FRAX/tool.aspx?country=9）
FRAXの結果による骨折のリスク表（https://www.shef.ac.uk/FRAX/charts.aspx）

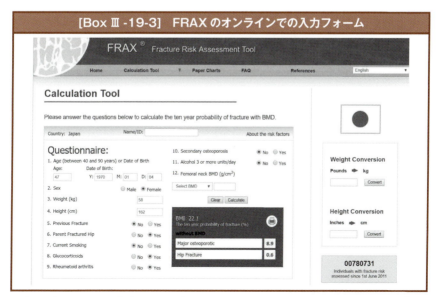

[Box Ⅲ-19-3] FRAXのオンラインでの入力フォーム

FRAXのオンラインでの入力フォーム（https://www.shef.ac.uk/FRAX/tool.aspx?country=9）

M：冒頭の患者さんに FRAX を応用してみましょう．年齢が 47 歳で女性，身長が 162cm，体重は 58kg，BMI は 22.1％母に大腿骨頸部骨折の既往があり，喫煙はしていませんが，ステロイドは使用，リウマチの診断もついています．アルコールもそこまで多飲ではありません．まだ大腿骨頸部の BMD は計っていません．続発性骨粗鬆症*をきたす疾患はないでしょうか？ 45 歳未満の閉経に引っかかりそうですが，45 歳で閉経ということなので定義上は"なし"とします．今の時点では 10 年間で，主要骨粗鬆症性骨折のリスクは 8.9％，大腿骨頸部骨折のリスクは 0.7％です．早期閉経のリスクを"あり"としても計算上この確率は変わりませんでした．

＊FRAX において続発性骨粗鬆症をきたす疾患は，インスリン依存型 1 型糖尿病・大人の骨形成不全症・未治療の長期の甲状腺機能亢進症・性腺機能不全・45 歳未満の閉経・長期の低栄養・慢性肝疾患などが挙げられています．

FRAX を用いて薬物治療開始基準を決められるか

G：主要骨粗鬆症性骨折のリスクは 8.9％ですか？日本における 2015 年に出版された「骨粗鬆症の予防および治療ガイドライン」で FRAX に基づいた指標と言えば，この方は脆弱骨折の既往が全くない上に，75 歳未満で 10 年以内の主要骨粗鬆症性骨折のリスクが薬剤治療開始基準の 15％ を超えていません．ということは，この方には薬物療法を開始しなくてよいということではないんですか？ リスクの中にはステロイド使用も入っているし，ステロイドを内服している人にも当てはめられるんですよね．

M：ちょっと待ちましょう．注意すべき点は，FRAX で求められたこれらのスコアや骨折のリスクは，数字上は簡便で評価しやすい反面，（1）どの場面でどの疾患に対して利用するか，（2）どの程度のリスクがあれば薬物治療開始基準とするかなど，じつはまだまだ検討の余地があるんです．

G：もう少し具体的に教えてもらえますか？

M：そうですね．（1）まずは，先生が言われた日本における「2015 年 骨粗鬆症の予防と治療ガイドライン」で示した薬物治療開始基準は，「原発性骨粗

鬆症」のみに限定されています．ステロイドによる骨粗鬆症への薬物開始基準としても，リウマチを含めた続発性骨粗鬆症への薬物治療開始基準としても用いないことになっています[4]．

　FRAX の臨床応用が限られているのには，他にもいくつかの理由があります．まず，FRAX の評価項目がほとんど "あり" か "なし" の二値変数であることです．例えば，ステロイドを使用している，していないはわかりますが，ステロイドの用量による影響まではわからないということです．他の理由として，2 型糖尿病の人の骨折リスクを評価できていないなど，FRAX に取り入れられていない重要な続発性骨粗鬆症のリスクもあるのです．副甲状腺機能亢進症なども考慮されていません．

G：臨床上使いやすいと印象を受けたのですが，実は落とし穴もあるのですね．

M：臨床に用いられ始めたスコアやガイドラインは，しっかり歴史的背景や強み・弱みを把握しながら使うべきだという示唆も読み取ることができますね．徐々にスコアは進化してくるでしょうから，その時点での評価指標としての強みや弱みを把握しながら使用する必要があります．

FRAX をステロイド骨粗鬆症の予防として利用する際の欧米と日本の立ち位置の違い

M：もう一つ大事なポイントは（2）FRAX の用い方や薬剤開始基準は各国ごとに疾患や医療背景を考慮して決めるように指示されています．そのためか，ステロイド骨粗鬆症に対する治療ガイドラインは，欧米と日本において FRAX の利用という点において違った立ち位置をとることになっています．

ステロイド骨粗鬆症に対するガイドライン

欧米の指針：ACR 2010: Grossman JM. et al. American College of Rheumatology 2010 recommendations for the prevention and treatment of glucocorticoid induced に基づいた指標[5]

M：欧米の治療ガイドラインを見てみると，軸となるのはFRAXのスコアとなっています．まずは，FRAXについて充分なデータのある閉経後女性もしくは50歳以上の男性か，FRAXが評価の対象外とした閉経後前の女性もしくは50歳未満の男性かどうかの二つのグループに分けます．そして，FRAXのデータが適応できる群についてはFRAXにてリスク評価をし，low risk group（10年間の主要骨粗鬆症性骨折リスクが10％未満），medium risk group（10年間の主要骨粗鬆症性骨折が10～20％），high risk group（10年間の主要骨粗鬆症性骨折リスクが20％超）の3つに分けます．それぞれの群について，ステロイドの用量と使用期間でビスホスホネートなどの薬物療法の使用を決めています．

FRAXのデータが適応しづらい群（閉経前女性または50歳未満の男性）では，脆弱性骨折の既往がある群に絞って，ステロイドの期間と用量で薬物療法開始基準を決めています．

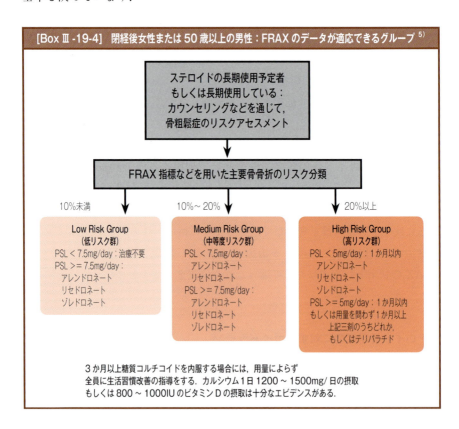

[Box Ⅲ-19-4] 閉経後女性または50歳以上の男性：FRAXのデータが適応できるグループ [5]

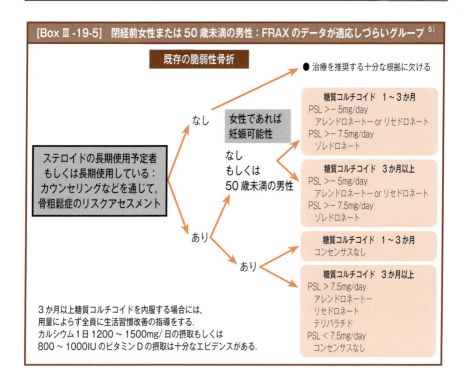

情報量が多くなったのでサマライズすると，欧米のガイドラインは以下のように治療内容を決定しているといえます．

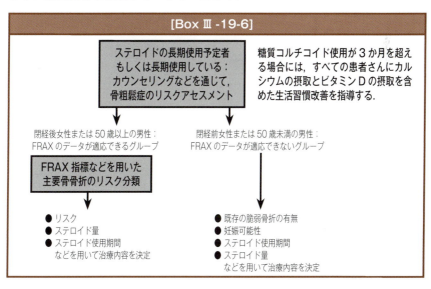

日本における指針：日本骨代謝学会から提出された「ステロイド性骨粗鬆症の管理と治療ガイドライン：2014年改訂版」に基づいた指標[6]

M：日本の治療ガイドラインを見てみると，FRAXのスコアが用いられていません．まず，前回2004年に作られたガイドラインの遵守率が20%と低かったことで，利用しやすさを追求しています．日本のガイドラインでは，経口ステロイドを3か月以上使用中もしくは使用予定の人のみに対象を絞り，①既存骨折 ②年齢 ③ステロイド投与量 ④腰椎骨密度 の4項目からスコアを割り出して，薬物治療の適応を決めます．さらに，FRAXについての問題点が指摘され，FRAXは用いられていません．ガイドラインが指摘しているFRAXの問題点は以下の通りです．（1．閉経前女性や40歳未満の男性は対象外である 2．ステロイドの投与量や投与期間を考慮していない 3．ステロイドの量は考慮していないにもかかわらずステロイド使用の有無は検討されている 4．主要非椎体骨折と臨床症状を呈した椎体骨折の予測に有用であるが，ステロイド骨粗鬆症では形態椎体骨折も重要である）

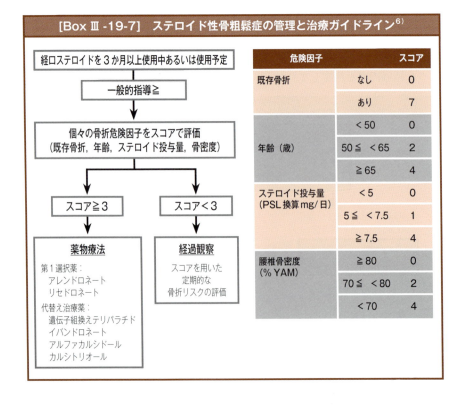

[Box Ⅲ-19-7] ステロイド性骨粗鬆症の管理と治療ガイドライン[6]

G：これらのガイドラインに当てはめると冒頭の患者さんは，ACRのガイドラインではLow risk group（major osteoporotic fractureのリスクが10％未満）ですが，プレドニン内服の一日用量が7.5mgなので，ビスホスホネート製剤を開始することになりますね．日本のガイドラインでもプレドニン投与量が7.5mg/日を超えるためスコアが4点となり，アレンドロネートやリセドロネートを開始しなければいけないのですね．どちらも，投与すべきというグループになってしまいました．プレドニンの量が1日5mgと1日7.5mgの違いで大きな違いになっているんですね．

M：プレドニンの一日内服量が7.5mgを超えますと，飛躍的に椎体骨折が増えることから重要視されていると思われます．

ステロイド性骨粗鬆症への薬物治療

M：骨粗鬆症への治療薬は数多くあります．オンラインでも見つけられる，黒山先生がかかれた"いちばん適切な薬剤が得られる同効薬比較ガイド2"が便利でお勧めです[7]．

G：今読んでみましたが，カルシウム剤・女性ホルモン剤・活性型ビタミンD3製剤・ビタミンK2剤・ビスホスホネート剤・選択的エストロゲン受容体モデュレーター(SERM)・カルシトニン製剤・副甲状腺ホルモン製剤・イソフラボン系製剤・蛋白同化ホルモン・・，こんなにあるんですか！とても覚えられませんね．これ，すべてステロイド骨粗鬆症に用いられるのですか？

M：そこが大事なポイントです．原発性骨粗鬆症の治療薬としてはたくさんの選択肢がありますが，ステロイド骨粗鬆症に対してエビデンスがある（椎体骨折を予防できるといわれる）薬は限られています．

G：原発性骨粗鬆症の薬剤治療としてのエビデンスとステロイド骨粗鬆症の薬剤治療としてのエビデンスは異なるということですね．当たり前ですけど，注意しないと混乱しますね．

M：その通りです．エビデンスがないからといって治療効果がないと安易に

否定してはいけませんが，エビデンスがある薬を優先して使っていくことになるでしょう．

　具体的にステロイド性骨粗鬆症の予防や治療としてエビデンスのあるビスホスホネート製剤は，アレンドロネート・リセドロネート・ゾレドロネートの三剤です．ゾレドロネートは日本で保険適応が認められたのが2016年11月と最近であるために，ガイドラインではまだ検討されていません．日本で創薬されたミノドロネートは，エビデンスはまだ乏しいですが，頭に入れておきましょう．ビスホスホネート以外では，副甲状腺ホルモン製剤のテリパラチドにエビデンスがあります．これらの薬も，非椎体骨に関しては骨密度を増加するとはされていますが，非椎体骨の骨折を予防できるエビデンスはまだありません．

M：それでは日本のステロイド骨粗鬆症のガイドラインで取り上げられている薬剤のリストと推奨度を見てみましょう[6]．

[Box III-19-8]　薬物療法の推奨度

製剤	薬剤名	推奨度*	製剤
ビスホスホネート製剤	アレンドロネート	A	5mg/日, 35mg/週 経口, 900μg/4週 点滴
	リセドロネート	A	2.5mg/日, 1.75mg/週, 75mg/月 経口
	エチドロネート	C	200mg, 400mg, 2週間/3か月, 間欠投与経口
	ミノドロン酸	C	1mg/日, 50mg/4週 経口
	イバンドロネート	B	1mg/月, 静注
活性型ビタミンD_3製剤	アルファカルシドール	B	0.25μg, 0.5μg, 1μg/日 経口
	カルシトリオール	B	0.25μg, 0.5μg/日 経口
	エルデカルシトール	C	0.5μg, 0.75μg/日 経口
ヒト副甲状腺ホルモン (1-34)	遺伝子組換え テリパラチド	B	20μg1日1回 皮下注
	テリパラチド酢酸塩	C	56.5μg/週1回 皮下注
ビタミンK_2製剤	メナテトレノン	C	45mg/日 経口
SERM	ラロキシフェン	C	60mg/日 経口
	バゼドキシフェン	C	20mg/日 経口
ヒト型抗RANKLモノクローナル抗体	デノスマブ	C	60mg/6か月, 皮下注

推奨度
A：第1選択薬として推奨する薬剤
B：第1選択薬が禁忌などで使用できない，早期不耐容である．あるいは第1選択薬の効果が不十分であるときの代替薬として使用する
C：現在のところ推奨するだけの有効性に関するデータが不足している

（文献6より引用）

ビスホスホネート製剤 [6)~8)] :

　各世代の製剤は側鎖構造が異なるため副作用の表出形が異なるといわれ，側鎖に窒素を含むとビスホスホネート製剤に関連する顎骨壊死が起こりやすいといわれています．

アレンドロネート＝アレンドロン酸ナトリウム水和物（フォサマック®・ボナロン錠®）

　第2世代のビスホスホネート製剤で，側鎖に窒素を含み，環状構造を有しません．世界中で最も使用されているビスホスホネート製剤です．椎体骨折・非椎体骨折の予防に対するエビデンスも豊富；食道刺激性が強く，服用後30分座っていられない人には禁忌；妊娠する可能性のある女性に対しても禁忌ではない（米国FDAの胎児危険度分類基準からはカテゴリーCに分類）が，妊婦には原則用いない；腎障害があっても用いることができる；椎体骨折予防効果が発現するのは，使用してから12カ月以降と遅い；などの特徴があります．1日に1回内服する製剤と1週間に1回内服する製剤の2種類の製剤が市販されています．

リセドロネート＝リセドロン酸ナトリウム水和物（アクトネル®, ベネット®）

　第3世代のビスホスホネート製剤で，側鎖に窒素を含み，環状構造を有します．妊娠可能性のある女性には禁忌で，腎障害がある方にも用いられません．食道刺激性が強く，服用後30分座っていられない人には禁忌．骨折予防効果の出現が12カ月以内と早いといわれています．

　1週間に1回内服する製剤と4週間に1回内服する製剤の2種類の製剤が市販されています．骨ページェット病の治療にも用いられますが，その際には用量が7倍以上と注意が必要です．

ミノドロネート＝ミノドロン酸水和物（ボノテオ®, リカルボン®）

　初めて日本で創薬された第3世代のビスホスホネート製剤で側鎖に窒素を含み環状構造を有します．食道刺激性が強く，服用後30分座っていられない人には禁忌．創薬が日本であり，日本のガイドラインでは早速取り上げられ始めています．ミノドロン酸はリセドロネートとほぼ同様の禁忌パターンを持ちますが，腎障害の方にも使えるという特徴を持ちます．4週間に1回の製剤のみです．

エチドロネート ＝ エチドロン酸二ナトリウム（ダイドロネル®）

第1世代のビスホスホネート製剤で側鎖に窒素を含まず，環状構造を有しません．毎日の内服を2週間継続した後，10～12週間休薬します．妊娠する可能性のある女性に対しても禁忌ではありませんが，妊婦には原則用いません．腎障害のある方には慎重に使わなければいけません．食道への刺激が少ないためか，服用後30分の座位もしくは立位の保持能力は必須ではありません．

ゾレドロネート ＝ ゾレンドロン酸は，ようやく2016年11月に日本で保険適応となりました．

単回の注射で，リセドロネート12カ月内服した効果と同様の効果を持つといわれています．1年に1回の注射とは，副作用が出たらどのように対応するのか，懸念する声もありますが，欧米では2007年ほどから使用されていて多くのエビデンスが蓄積されています．開始後3日間ほどで熱発するという急性期反応が特徴で，解熱剤などで対応することで患者さんの不安が和らげられます．臨床研究の多くは糖尿病の患者さんを省いた群であることなどから，骨回転の遅い糖尿病患者さんへの使用は注意して検討されるべきでしょう．

ビスホスホネートの治療効果

"Cochrane Database of Systematic Review" がビスホスホネートの治療効果について，システマティックレビューを作成しています[9]．その文献によるとビスホスホネート開始後12か月から24か月の間に一人の新たな椎体骨折を予防するために必要な患者数，NNTB (Number needed to treat for an additional beneficial outcome) は31人（95%信頼区間は20～145人）とされています．椎体のBMD（骨密度 単位は g/cm^2：骨量を面積で割った値）を有意に（3%近く）改善させるために必要なNNTBは3人，大腿骨頸部のBMDを有意に（1%近く）改善させるために必要なNNTBは5人ほどとされています．2年間の使用で，明確なベネフィットが得られるされています[9]．

副甲状腺ホルモン製剤(1-34) テリパラチド（フォルテオ®，テリボン®）

フォルテオ®は1日1回の製剤で，テリボン®は週1回の製剤で，主に皮下注で投与されます．副甲状腺が持続的に高値であると骨吸収を促進しそうなものですが，副甲状腺ホルモンの濃度を断続的に上げることにより，骨芽細胞数を増やし，骨形成を促進するとされています．ビスホスホネートよりも早期に

骨密度を上げるといわれ，椎体骨折の予防効果も高度と言われますが，高価であることなどから，まだ第一選択の薬剤ではありません．ビスホスホネート関連顎骨壊死の治癒を促す作用があることも示唆されています．欠点は，これまでのエビデンスが2年間などの短期間的な効果を見たものしかないということも挙げられます．2年以上使用すると発がん性があがるという報告もあります．

活性型ビタミンD製剤 [6,7]：

　アルファカルシドール（ワンアルファ®，アルファシドール®）とカルシトリオール（ロカルトロール®）の二つが推奨されています．椎体骨折予防効果はメタアナリシスで評価しないとみえてこないようですが，椎体と大腿骨の骨密度増加効果は認めるようです．エルデカルシトール（エディロール®）は，エビデンスが乏しいことや，作用時間が長くカルシウム値上昇の効果が強いことがかえって懸念されています．もともと，ステロイドの使用で尿へのカルシウム排泄能は上がるといわれているので，活性型ビタミンD製剤の使用で，高カルシウム血症や高カルシウム尿症，カルシウム尿中排泄の増加に伴い腎結石ができやすくなることも指摘されています．24時間の尿中カルシウム排泄群が多い群（0.3g/日以上）では，腎結石のリスクが2.5倍近くに増加することも知られています．活性型ビタミンD製剤の使用の前に，尿中カルシウム／クレアチニン比で1日のカルシウム尿中排泄量を評価するなど慎重な使用が勧められます．

ステロイド性骨粗鬆症への薬物治療以外の介入
カルシウム製剤と食事からのビタミンDのサプリメント摂取

　海外のステロイド性骨粗鬆症のガイドラインでは，糖質コルチコイドを3か月以上内服し続ける予定の集団には，1日1200mg/kgのカルシウム製剤と，ビタミンDを800IU以上食事もしくはサプリメントからの摂取をすすめると記載されています．今のところ，日本のステロイド性骨粗鬆症のガイドライン内には，カルシウム製剤とビタミンDの摂取量に具体的な推奨はないようです．活性型ビタミンD製剤と同様に，尿中・血中のカルシウム濃度を慎重にモニターしながら使用する必要があるでしょう．しかし，一般的なライフスタイルの改善・食事栄養指導・運動指導を原発性骨粗鬆症に準じて行うよう記載があります．

「日本における 2015 年の骨粗鬆症の治療ガイドライン」に具体的なカルシウム摂取推奨量や，推奨される食事内容，推奨運動量などが記載されています[4, 6]．

[Box Ⅲ-19-9] 骨粗鬆症の治療に推奨される食品，過剰摂取をさけた方がよい食品

推奨される食品	過剰摂取を避けた方がよい食品
・カルシウムを多く含む食品 　（牛乳・乳製品，小魚，緑黄色野菜，大豆・大豆製品） ・ビタミンDを多く含む食品 　（魚類，きのこ類） ・ビタミンKを多く含む食品 　（納豆，緑色野菜） ・果物と野菜 ・タンパク質（肉，魚，卵，豆，牛乳・乳製品など）	・リンを多く含む食品 　（加工食品，一部の清涼飲料水） ・食塩 ・カフェインを多く含む食品 　（コーヒー，紅茶） ・アルコール

（文献 4 より引用）

[Box Ⅲ-19-10] 推奨摂取量

栄養素	摂取量
カルシウム	食品から 700～800mg （サプリメント，カルシウム剤を使用する場合には注意が必要である）（グレードB）
ビタミンD	400～800IU（10～20μg）（グレードB）
ビタミンK	250～300μg（グレードB）

（文献 4 より引用）

　運動療法は，患者さんごとに筋力や骨密度，骨折の既往を見て決める必要があるとされています．原発性骨粗鬆症のガイドラインでは，閉経後女性には特に骨密度維持・骨密度上昇のために荷重や筋力が重要であることが示唆され，骨密度を上昇させる効果としてはグレードA，骨折を予防させる効果としてはグレードBの推奨度があります．患者層によってメニューが変わりますが，基本的にはウオーキングが1日8000歩以上，週に3日以上を長期（1年以上）継続する．もしくは，1日30分以上のウオーキングと週に2日以上の最大反復回数の40％程度の筋力訓練で，1日8～10セットを行うことなどが勧められています．禁煙指導やアルコール飲酒量減量の指導（1日2単位未満に減らす）も，骨粗鬆症にとって重要な生活改善指導となります．

G：では，この人にはしっかりと運動習慣と食事の内容を指導しつつ，ビスホスホネート製剤を開始しますよね．骨密度も測定していないので，測定した方がよさそうですね．また，尿中のカルシウムなどを見ながら，ビタミンD製剤なども検討してよいということですね．

M：そうなりますね．大分，理解が進んだようですね．

G：ビスホスホネート製剤の使用にあたっては，食道への影響，腎障害，妊娠可能性に注意して使用することも理解しました．ところでM先生，ビスホスホネートと言えば，やはりビスホスホネートに関連した顎骨壊死の問題についても新しい情報を把握したいです．

M：そうですね．その話で私も締めくくろうと思っていたところです．2016年に出された「骨吸収抑制薬関連顎骨壊死の病態と管理：顎骨壊死検討委員会ポジションペーパー 2016」をもとにビスホスホネート関連顎骨壊死について要約させてください．
　この疾患については，ようやくここ10年で病態の形が見えてきたとはいえ，不明な点も多く，個々の病態ひとつひとつに慎重に対応する必要があります．

Short Lecture：骨吸収抑制薬関連顎骨壊死（ARONJ）[10]

「骨吸収抑制薬関連顎骨壊死の病態と管理：顎骨壊死検討委員会ポジションペーパー 2016」の要約
ビスホスホネート関連顎骨壊死から骨吸収抑制薬関連顎骨壊死へ：
　名前について言えば，最初は，ビスホスホネートに特有の病態でビスホスホネート関連顎骨壊死（Bisphosphonate-Related Osteonecrosis of the Jaw: BRONJ）と呼ばれていましたが，RANKL（Receptor Activator of NF κB Ligand）に対するヒト型IgG2モノクローナル抗体製剤のデノスマブの治療を受けている患者さんにも同様の頻度で同じ症状が出る（Denosmab-Related Osteonecrosis of the Jaw: DRONJ）ことがわかり，現在では両者を包括した骨吸収抑制薬関連顎骨壊死（Anti-resorptive agents-Related Osteonecrosis of the Jaw: ARONJ）

という呼び名が顎骨壊死国際タスクフォースより提唱され，使われるようになっています．

病態と発症のメカニズム：

　この疾患の病態やメカニズムがはっきりしているわけではないものの，発症の引き金として感染が関連していると考えられています．この病態が顎骨のみに発症するのは，顎骨のみが上皮を貫通して歯が植立していることで口腔内の感染が上皮と歯の間隙，もしくは根管を経由して顎骨に到達しやすいなどの特殊性を持っているからだといわれています．また，口腔内の粘膜が薄く，障害を受けやすいことや，齲歯や歯髄炎などの感染が顎骨に炎症を起こしやすいこと，口腔内に多数の菌種が常在することなどの多様な因子が絡み合って病態を引き起こす原因となっていると考えられています．

他に示唆されている病態メカニズムは，
（1）骨吸収抑制薬による骨リモデリングの抑制と，過度の破骨細胞活性の抑制
（2）ビスホスホネート製剤（以下 BP 製剤）投与による口腔細菌の易感染性増加
（3）BP 製剤投与による口腔上皮細胞のリモデリング及び遊走抑制
（4）骨吸収抑制薬投与による免疫監視機構の変化
（5）BP 製剤による血管新生抑制機構
などです．

診断基準：

　診断基準は，①ビスホスホネート製剤もしくはデノスマブの治療を受けている，②顎骨壊死が放射線照射や癌の骨転移により起こっているわけではない，③医療従事者が指摘してから 8 週間以上持続して口腔・顎・顔面領域に骨露出を認める．または口腔内あるいは口腔外の瘻孔から触知できる骨を 8 週間以上認める．の三つを満たす疾患を ARONJ と診断するとされています．

疫学：

　頻度についていえば，窒素含有ビスホスホネートの治療を受けている集団の発症率は 0.001~0.01％ と言われ，経口でも静注でも発症率はあまり変わらないようです．一般人口集団の ONJ(Osteonecrosis of the Jaw) の頻度とされる

0.001％とは同じかやや高いとされています．がん患者さんにおいては骨粗鬆症の治療中の患者さんよりも発症率が高くなることが指摘されています．

ステージとリスク因子：

　ステージ0（ゼロ）から3まで，症状に応じて病期が分類されています．痛みや感覚鈍麻・レントゲン画像上の歯槽骨硬化などがあるものの，骨露出がない段階をステージ0と呼び，感染の有無や瘻孔の広がりや深達度などでステージが変化していきます．血液検査で診断や重症度評価に有効なマーカーはなく，口内法X線写真，パノラマX線写真が重症度評価に有効とされています．病理所見では骨壊死を伴った慢性骨髄炎の所見が主要所見と言われています．

　次にリスク因子を上げます．（すべてのリスクは可能性の段階で，エビデンスはありません）特にビスホスホネート治療中もしくは治療後のインプラントはONJのリスクとなるといわれており，ビスホスホネート治療中のインプラント埋没は避けるべきとされます．

[Box Ⅲ-19-11]　ARONJ のリスク因子

1. 局所性
   - 骨への侵襲的歯科治療（抜歯，インプラント埋入，根尖，あるいは歯周外科手術など）
   - 不適合義歯，過大な咬合力
   - 口腔衛生状態の不良，歯周病，歯肉膿瘍，根尖性歯周炎などの炎症性疾患
   - 好発部位：下顎＞上顎，下顎隆起，口蓋隆起，顎舌骨筋線の隆起
   - 根管治療，矯正治療はリスク因子とはされていない

2. 骨吸収抑制剤
   - 窒素含有BP ＞窒素非含有BP
   　窒素含有BP：ゾレドロン酸（ゾメタ），アレンドロネート（テイロック，フォサマック，ボナロン），リセドロネート（アクトネル，ベネット），パミドロネート（アレディア），インカドロネート（ビスフォナール），ミノドロン酸（ボノテオ，リカルボン），イバンドロネート（ボンビバ）
   　窒素非含有BP：エチドロネート（ダイドロネル）
   - デノスマブ（ランマーク，悪性腫瘍）（プラリア，骨粗鬆症）
   - 悪性腫瘍用製剤＞骨粗鬆症用製剤
   　悪性腫瘍用製剤：（ゾメタ，アレディア，テイロック，ランマーク）
   　骨粗鬆症用製剤：（ダイドロネル，フォサマック，ボナロン，アクトネル，ベネット，ボノテオ，リカルボン，ボンビバ，プラリア）
   - 投与量および投与期間

   （カッコ内は商品名，後発品については個別に確認のこと）

3. 全身性
   - がん（乳がん，前立腺がん，肺がん，腎がん，大腸がん，多発性骨髄腫，その他のがん）
   - 糖尿病，関節リウマチ，低Ca血症，副甲状腺機能低下症，骨軟化症，ビタミンD欠乏，腎透析，貧血，骨パジェット病

> **[Box Ⅲ-19-11]　ARONJ のリスク因子**
>
> 4. 先天性
>   ・MMP-2 遺伝子，チトクローム P450-2C 遺伝子などの SNP
>
> 5. ライフスタイル
>   ・喫煙，飲酒，肥満
>
> 6. 併用薬
>   ・抗がん薬，副腎皮質ステロイド，エリスロポエチン
>   ・血管新生阻害剤（サリドマイド，スニチニブ，ベバシズマブ，レナリドミドなど）
>   ・チロシンキナーゼ阻害剤
>
> 注：いずれの因子もエビデンスに基づいて確定されたものではないことに留意．

治療：

　ARONJ の確定診断がついた際には，ARONJ 治療が完了するまでの間，骨吸収薬の休薬が望ましいとされています．骨折リスクが高い場合には代替薬による治療を検討します．

　治療の基本指針は（1）骨壊死領域の進展を抑える　（2）疼痛，排膿，知覚障害などの症状の緩和と感染制御により患者の QOL(Quality of Life) を維持する　（3）歯科医療従事者による患者教育および経過観察を定期的に行い，口腔管理を徹底することです．

　基本的な ONJ の治療は，ステージによって異なりますが，どのステージでも齲歯や歯周病などの積極的な治療，抗菌性口腔内洗浄剤などによる口腔衛生環境の改善，と全身性抗菌薬の投与などが共通して行われます．ステージに関わらず分離した腐骨を除去し，軟組織の治癒を促進させ，かつ ONJ の進展を防がなければならないとされています．最近はステージが 2 に至ると外科手術の成績がよく，外科手術を推奨する傾向があります．

歯科処置をする際の予防的処置：

　最後に，歯科処置をする際に予防的に骨吸収抑制薬の投与を中止すべきかどうかについてです．

　基本的には，歯科治療前の口腔内衛生環境の重要性を指導し，毎日徹底して食後の口腔清掃と抗菌性洗口剤による含漱を行い，歯科と連携して口腔管理を

[Box Ⅲ-19-12] ARONJの治療
ステージ 0および1 抗菌性洗口剤の使用，瘻孔や歯周ポケットに対する洗浄，局所的抗菌薬の塗布・注入 ステージ 2 抗菌性洗口剤と抗菌薬の併用，難治例：複数の抗菌薬併用療法，長期抗菌薬療法，連続静注抗菌薬療法，腐骨除去，壊死骨搔爬，顎骨切除 ステージ 3 腐骨除去，壊死骨搔爬，感染源となる骨露出／壊死骨内の歯の抜歯，栄養補助剤や点滴による栄養維持，壊死骨が広範囲におよぶ場合，顎骨の辺縁切除や区域切除 注：病気に関係なく，分離した腐骨片は非病変部の骨を露出させることなく除去する．露出壊死骨内の症状のある歯は，抜歯しても壊死過程が増悪することはないと思われるので抜歯を検討する．

行う．そのうえで，ビスホスホネートは休薬せずに継続した方が，休薬時の骨密度低下を避けられるなどの利点があるといわれています．歯科治療時には侵襲をできるだけ少なくし，侵襲が強くなることが避けられない場合やビスホスホネートの使用歴が4年を超える際には，ビスホスホネートを2か月間休薬することを検討する必要があると，ポジションペーパーからは読み取れます．
しかし，依然一定の見解ではないようですので，今後も慎重に情報を追う必要があります．

ステロイド性骨粗鬆症に予防に対してのビスホスホネート使用：まとめ

　医療者の懸命な努力と最近のデータ蓄積効率の上昇は，ステロイド骨粗鬆症に対する介入のベネフィットを明らかにしてきました．また，顎骨壊死などの副作用の病態も徐々に把握しつつあります．根気よく評価や分析を続けてきた先駆者の尽力に頭が下がる思いです．我々のような現場の医師は，情報の内容を見極めつつ，正しいと思われる情報を常にアップデートしながら，目の前の患者さんたちに適切に還元していく必要があります．
　この領域は発展中で，学ぶことも多いにも関わらず，何年も先の骨折を予防するという漠然な目標で，何となく勉強も後回しにしてしまいがちな分野ではあります．しかし，ステロイドは現場で数多く用いられる薬剤でもあり，ステロイド性骨粗鬆症を予防するための知識や手法の獲得は内科医にとっては必須の事項といえます．予防的にビスホスホネート薬治療が必要な群を見抜き，ステロイドの量と使用期間を最低限にし，必要であれば適切なビスホスホネートを開始でき，副作用も慎重にモニターできる．もちろん，骨密度改善を目的とした

生活習慣指導も行えることが望ましいです．目の前の患者さんに末永くQOLの高い時間を過ごしていただくために，先人たちの知恵を一つ一つ生かす楽しみを読者の皆様と共有できたらと思います．

Glossary

主要骨粗鬆症性骨折：

海外では major osteoporotic fracture と称され，骨粗鬆症によって起きやすい上腕骨近位部，手首，大腿部もしくは臀部の骨折，臨床症状の出る椎体骨折 (fracture in the proximal part of the humerus, the wrist, or the hip or a clinical vertebral fracture) を包括した呼称で，臨床研究のアウトカムとして利便性の高いアウトカムの指標となっています．

BMD (Bone Mineral Density)：

骨密度と訳され，単位面積当たりの骨量 (g/cm^2) を表します．腰椎と大腿骨近位部（もしくは橈骨骨幹部 (1/3 遠位部)）の両者の骨密度を Dual-Energy X-ray absorptiometry (DXA) を用いて測定した者が一般的．大腿骨の場合は，左右どちらかの測定でよい．

YAM (Young Adult Mean)：

若年成人平均(骨密度)と言い換えられ，20〜44 歳の女性の骨密度の平均値を 100％ として，そのうちの何％の骨密度を持っているかを示したもの．70％ 未満を骨粗鬆症と呼び，YAM の 70〜80％ を骨減少症，YAM の 80％ 以上を正常骨密度と判断する．

T スコア：

標準偏差 (SD: Standard Deviation) を単位として，若年例の平均 BMD 値を 0（基準値）として，被験者の骨密度は若年者全体の骨密度分布のどのあたりに位置するかを表現した指標．骨粗鬆症の診断に用いられる．T スコアが−2.5SD 以下を骨粗鬆症と呼び，−1〜−2.5SD を骨減少症，−1SD 以上を正常骨密度と判断する．

Zスコア:

Tスコア同様,標準偏差(SD)を単位として,同世代の平均BMD値を0(基準値)として,被験者の骨密度は同世代の骨密度分布のどのあたりに位置するかを表現した指標.各年齢層毎の値なので同世代の中での位置はわかりやすいのだが,年齢により変動するため,骨粗鬆症の診断基準としては用いられていない.

閉経後女性と50歳以上の男性は,YAMとの比較で評価する.閉経前女性と50歳未満の男性はYAMとの比較ではなくZスコア(同年齢比較SD:Standard Deviation)で評価する方がよい.

Zスコアが−2.0以下であれば年齢相当値から外れていると理解する.50歳未満の男性は,骨密度のZスコアだけで骨粗鬆症と診断してはいけない.周閉経期の女性では,原発性骨粗鬆症診断基準を適用してもよいとされている[4].

Recommendations

● ステロイド開始前に骨粗鬆症のリスクを把握できるようになる

● FRAXスコアとステロイド性骨粗鬆症の治療ガイドラインの特徴と使い方を把握しておく

● 骨粗鬆症を予防する生活習慣を理解し,指導できるようになる

● 骨代謝へのステロイドの影響を理解し,ステロイド性骨粗鬆症に対してエビデンスのある薬剤を把握しておく

● 特に,ビスホスホネートの臨床効果と副作用,副作用への対処法を勉強しておく

● ステロイド性骨粗鬆症予防の最も効果的な手法は,ステロイドの減量やできるだけ短い期間ステロイドを使用することだと忘れない

高価値な医療と不十分な医療
High-value Care & Low-value Care

High-value Care：
―ステロイド開始前に骨粗鬆症のリスクを把握し，薬剤治療の必要な群を見極められる
―骨粗鬆症のリスクを上げる疾患や生活習慣を把握する
―骨粗鬆症を予防する生活習慣を理解し，指導できる
―ステロイド性骨粗鬆症予防の最も効果的な手法は，ステロイドの減量やできるだけ短い期間ステロイドを使用することだと理解する
―骨代謝へのステロイドの影響を理解し，ステロイド性骨粗鬆症に対してエビデンスのある薬剤を把握している
―ビスホスホネートの臨床効果と副作用を理解し，十分な副作用対策ができる

Low-value Care：
―骨粗鬆症のリスクを十分に把握せずにステロイドを投与する
―ビスホスホネートを使うべき人に使用が遅れる，もしくは使わなくてもよい人に使って不要に副作用に暴露させる
―ビスホスホネートの副作用予防やモニターを十分に行わない

References

1) Prevention and treatment of glucocorticoid-induced osteoporosis　UpToDate

2) Pathogenesis, clinical features, and evaluation of glucocorticoid-induced osteoporosis UpToDate

3) Van Staa, T. P. et al. Use of Oral Corticosteroids and Risk of Fractures. J Bone Miner Res, 15: 993-1000. doi:10.1359/jbmr.2000.15.6.993

4) 「2015年　骨粗鬆症の予防と治療ガイドライン」
（http://jsbmr.umin.jp/pdf/GL2015.pdf）

5) Grossman JM, et.al.(2010), American College of Rheumatology 2010 recommendations for the prevention and treatment of glucocorticoid-induced osteoporosis. Arthritis Care Res. 62: 1515-1526. doi:10.1002/acr.20295

6）「ステロイド性骨粗鬆症の管理と治療ガイドライン：2014年改訂版」
（http://jsbmr.umin.jp/guide/pdf/gioguideline.pdf）

7）"いちばん適切な薬剤が得られる同効薬比較ガイド2"（http://www.jiho.co.jp/Portals/0/ec/product/ebooks/book/46618/46618.pdf）

8）Hospitalist「膠原病」Vol 2. No. 2, 2014

9）Allen CS, Yeung JHS, Vandermeer B, Homik J. Bisphosphonates for steroid-induced osteoporosis. Cochrane Database of Systematic Reviews 2016, Issue 10. Art. No.: CD001347. DOI: 10.1002/14651858.CD001347.pub2

10）「骨吸収抑制薬関連顎骨壊死の病態と管理：顎骨壊死検討委員会ポジションペーパー 2016」

（諸見里　拓宏）

Highlight

Case 19 Bisphosphonates for Prevention and Treatment of Glucocorticoid-induced Osteoporosis: Re-focusing on a forgettable routine for the prevention of Glucocorticoid-induced side effects

It is necessary for generalists to acquire the following skills for the better management of glucocorticoid-induced osteoporosis.

・To be able to measure the risk of osteoporosis in your patients properly before prescribing glucocorticoid to them
・To be familiar with contexts and application methods of FRAX（fracture risk assessment tool）.
・To be familiar with the guidelines on the management and treatment of glucocorticoid-induced osteoporosis.
・To be knowledgeable about the mechanisms of glucocorticoid-induced osteoporosis and about the medications proved to be effective for preventing glucocorticoid-induced osteoporosis.
・It is especially important to understand the strength, weakness, and side effects of each Bisphosphonate.
・To be able to instruct patients how to modify lifestyle for preventing osteoporosis.
・To keep in mind that the best strategy for preventing glucocorticoid-induced osteoporosis is limiting dosage of steroids and duration of steroid use as little as possible.

20 プロトンポンプ阻害薬 (PPI) の急性期使用や長期使用に関して

□臨床指標 (Clinical Indicator) と■基準 (Criteria)
□ プロトンポンプ阻害薬 (PPI) の 急性期使用
■ 酸関連の疾患に対する PPI 投与
□ プロトンポンプ阻害薬 (PPI) の 漫然として長期投与は避ける
■ プロトンポンプ阻害薬 (PPI) の 長期使用で懸念される病態がある

CHALLENGE CASE

患者：60代　男性
現病歴：心窩部痛を自覚し受診．痛みの性状としては間欠的で嘔気を伴うこともある．胃酸の逆流を自覚することもあった．
既往歴：これまで特に異常を言われたことなし．NSAIDs などの内服歴なし．
身体所見：身長 160cm, 体重 60Kg, 血圧 120/75mmHg, 脈拍 80 回 / 分, 呼吸数 18 回 / 分, 体温 36.4℃
意識は清明．頭頸部に明らかな異常は認めない．胸部聴診所見は明らかな異常なし．腹部所見では心窩部に軽度圧痛を認める．四肢に明らかな異常なし．

経過：心電図，胸腹部レントゲンでは明らかな異常は認めず，血液検査でも明らかな異常は認めず，後日，上部消化管内視鏡検査を施行．胃潰瘍と逆流性食道炎を認めた．プロトンポンプ阻害薬（以下 PPI）を 8 週間投与し，心窩部痛は改善あるが，呑酸が持続していた．上部消化管内視鏡検査の再検査を行い，胃潰瘍は改善していたが，逆流性食道炎は依然として認めた．症状の持続もあり PPI を増量し治療継続とした．

Tutorial

(指導医 Mentor：M)：心窩部痛を主訴に来院され，胃潰瘍・逆流性食道炎 を診断され PPI 治療後も症状の持続を認めるケースです．この経過をみてどのように考えるべきでしょうか？

(総合診療研修医 Generalist：G)：急性期の症状は急性胃炎，胃・十二指腸潰瘍，急性膵炎，虫垂炎の初期，心筋梗塞，狭心症などを除外する必要があります．本ケースの場合は随伴症状として胃酸逆流があり，酸関連の疾患を考えます．上部消化管内視鏡検査で胃潰瘍と逆流性食道炎を認めたため，治療として酸分泌抑制薬として PPI 投与を行います．

M：その通りですね．胃酸分泌の機序を **Box Ⅲ-20-1** に示します．PPI は H^+-K^+-ATPase(プロトンポンプ) を阻害し胃酸分泌を抑制します．今回の症例のように酸関連疾患に使用されます[1]．**Box Ⅲ-20-2** に PPI が効果的な酸関連疾患を示します．PPI 投与で胃潰瘍は改善しているようですが，逆流性食道炎の症状が持続しています．この点はどのように考えましょうか？

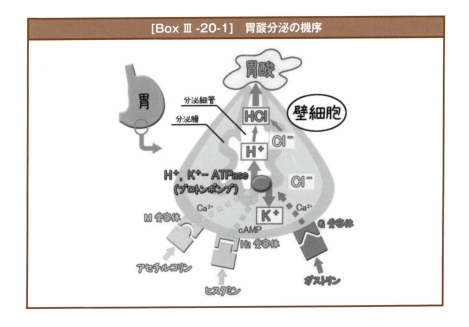

[Box Ⅲ-20-1] 胃酸分泌の機序

[Box Ⅲ-20-2]　PPIが効果的な酸関連疾患

1）消化性潰瘍
2）NSAIDs に関連した胃十二指腸潰瘍の予防や治療
3）Zollinger-Ellison 症候群
4）逆流性食道炎・GERD
5）*Helicobacter Pylori*（*H.Pylori*）の除菌療法（抗菌薬と併用）

[Box Ⅲ-20-3]　PPIの長期投与で懸念される疾患・病態

1）消化管感染症（特に *Clostridium difficile* 腸炎）
2）市中肺炎
3）カルシウム吸収障害・骨折
4）カルチノイド腫瘍発生
5）胃癌
6）大腸癌
7）Microscopic colitis（collagenous colitis/lymphocytic colitis）
8）その他：ビタミンB12や鉄の吸収障害，低マグネシウム血症

G：初回常用量のPPI治療に反応しない逆流性食道炎であり，症状消失のためにPPI増量や1日2回投与を考慮しても良いと考えます．症状改善が得られてもPPIを中止すると症状が再発する患者もいますがPPIを長期使用することでのデメリットはあるのでしょうか？

M：そうですね．胃酸分泌の抑制を維持するため，特に今回の症例のように逆流性食道炎の症状が持続する患者には初回投与量から増量や，PPIの種類変更などを行い，症状改善を認めても維持療法として長期にPPIが投与されることがありますね[2), 3)]．

　ところで，どのような薬でも長期使用時にはその安全性が問題となりますね．PPIの長期使用に関しては低酸症（hypochlorhydia），高ガストリン血症，及びPPIと胃粘膜萎縮の関連が心配されます．特に低酸症は感染（消化管感染症：*Clostridium difficile* 腸炎や肺炎：市中肺炎，誤嚥性肺炎）や吸収障害に関連した症状が考慮されますが，主な安全性に関する懸念事項を **Box Ⅲ-20-3** に示します．

このため，PPI の長期投与には注意が必要であり，不必要な漫然とした長期投与は避けるべきと考えられます．逆流性食道炎治療において長期に PPI を使用する場合でも，ベネフィットとリスクのバランスを考慮した上で，必要に応じた最小限の用量を心がける事が大切です．

高価値な医療と不十分な医療
High-value Care & Low-value Care

High-value Care：
　酸関連疾患に対する酸分泌抑制として PPI は効果的である．

Low-value Care：
　PPI の長期投与による懸念される病態もある．漫然と PPI の長期投与は避けるべきである．

Glossary

Helicobacter pylori（*H.pylori*）除菌と PPI
　ピロリ菌除菌に PPI を抗菌薬と併用するが，その理由は，胃酸の強い酸性によって抗菌薬の殺菌力を減弱させる事が挙げられる．そのため胃酸分泌を抑制する PPI 投与することにより胃内の pH を上げ，抗菌薬の殺菌力を上昇させることを目的としている．また *H.pylori* 除菌判定は，除菌治療終了の 4 週以降に行う．除菌判定には尿素呼気試験が有用である[4), 5)]．PPI の *H.pylori* に対する静菌作用により，尿素呼気試験の結果が偽陰性となる可能性がある．したがって，除菌前後の感染診断の実施に当たっては，当該静菌作用を有する PPI の投与を少なくとも 2 週間は中止することが望ましい[6～8)]．

Short Lecture：PPIの長期投与の影響

1．消化管感染症：胃酸抑制により，通常であれば胃酸にて予防されている細菌での消化管感染症が増加する可能性が考えられる．特に，*Clostridium difficile* 腸炎の発症に関してリスクが増大する可能性が示されている[9]．

2．市中肺炎：胃酸分泌の抑制により細菌の上部消化管への容易な増殖とその逆流物の誤嚥により，市中肺炎のリスクが増大する可能性が示唆されている[10]．

3．カルシウム吸収障害・骨折：低酸状態によるカルシウムの吸収障害やPPI自体が骨代謝へ直接影響を及ぼし骨折のリスクが増大する可能性が示唆されている[11]．

4．カルチノイド腫瘍発生：低酸状態によるネガティブフィードバックによりガストリン分泌が亢進し，enterochromaffin-like (ECL) 細胞の増殖，腫瘍化（カルチノイド腫瘍）が起こることが懸念される報告もある．しかし，酸分泌抑制薬によるカルチノイド腫瘍発生を明確に示す報告は見られず，今までのところは臨床上の大きな問題とはなっていない．

5．胃癌：PPI長期投与により，*H.pylori* 感染例では，胃体部胃炎の増悪と萎縮性胃炎の進展が認められるとする報告がなされて以来，PPIの継続投与が胃癌の発生を促進する可能性が注目されてきたが，現時点では，*H.pylori* 感染の有無によらず，PPIの継続投与が胃癌の発生を促進することを示唆する報告はない[12]．

6．大腸癌：ガストリンは大腸粘膜に対して栄養効果（trophic effect）を持ち細胞増殖の因子の一つといわれており，高ガストリン血症が大腸癌の発生を促進する可能性が懸念される．しかしながら，症例対照研究の結果[13]では，PPI使用による大腸癌発生のリスク増加は否定的である．

7．Microscopic colitis(collagenous colitis/lymphocytic colitis)：
　臨床的に水様性下痢を主徴とし，組織学的には粘膜固有層内にリンパ球を主体とする炎症性細胞浸潤を特徴とする疾患．粘膜上皮直下に 10μm 以上の膠原線維帯 (collagen band) の肥厚を認める collagenous colitis と collagen band の肥厚を認めない lymphocytic colitis の2つに分類される．詳細な原因は不明であるが，発症に薬剤は重要な原因の一つと考えられ，PPI 服用と関連があると考えられる collagenous colitis 例が多数報告されている[14]．

8．その他：ビタミン B12 や鉄の吸収障害，低マグネシウム血症：低酸状態による吸収障害との関連を示唆する症例報告などが散見されるが，頻度や機序は不明で，通常の食事が可能栄養状態では，臨床的な問題とはならないと考える．

Recommendations

● 酸関連疾患の急性期に PPI 投与は効果的である．

● PPI の長期投与には懸念される病態があり注意が必要である．長期に使用が必要な場合は，ベネフィットとリスクのバランスを考慮した上で，必要に応じた最小限の用量を心がける必要がある．不必要な漫然とした長期投与は避けるべきである．

References

1) Wolfe MM, Sachs G. Acid suppression: optimizing therapy for gastroduodenal ulcer healing, gastroesophageal reflux disease, and stress-related erosive syndrome. Gastroenterology 2000; 118:Supple9.

2) 日本消化器病学会編集　胃食道逆流症 (GERD) 診療ガイドライン 2015 (改訂版第 2 版), 2015:74-75

3) Kovacs TO, Freston JW, Haber MM, et al. Long-term efficacy of lansoprazole in preventing relapse of erosive reflux esophagitiss. Dig Dis Sci 2009; 54: 1693-1701

4) Vaira D, Holton J, Menegatti M, et al. : Review article: invasive and non-invasive tests for Helicobacter pylori infection. Aliment Pharmacol Ther 2000;14 Suppl 3:13-22

5) Gisbert JP, Pajares JM: Review article: 13C-urea breath test in the diagnosis of Helicobacter pylori infection -- a critical review. Aliment Pharmacol Ther 2004;20:1001-1017

6) Chey WD: Proton pump inhibitors and the urea breath test: how long is long enough? Am J Gastroenterol 1997;92:720-721

7) Laine L, Estrada R, Trujillo M, et al. : Effect of proton-pump inhibitor therapy on diagnostic testing for Helicobacter pylori. Ann Intern Med 1998;129:547-550

8) Graham DY, Opekun AR, Hammoud F, et al. : Studies regarding the mechanism of false negative urea breath tests with proton pump inhibitors. Am J Gastroenterol 2003;98:1005-1009

9) Deshpande A, Pant C, Pasupuleti V, et al. Association between proton pump inhibitor therapy and Clostridium difficile infection in a meta-analysis. Clin Gastroenterol Hepatol 2012; 10: 225-233

10) Giulian C, Wilhelm SM, Kale-Pradhan PB. Are proton pump inhibitors associated with the development of community-acquired pneumonia? a meta-analysis. Expert review of clinical pharmacology 2012; 5:337-344

11) Ngamruengphong S, Leontiadis GI, Radhi S. Proton pump inhibitors and risk of fracture: a systematic review and meta-analysis of observational studies. Am J Gastroenterol 2011; 106:1209-1219

12) Poulsen AH, Christensen S, McLaughlim JHK, et al. Proton pump inhibitors and risk of gastric cancer: a population-based cohort study. Br J Cancer 2009; 100: 1503-1507

13) van Soest EM, van Possum LG, Dieleman JP, et al. Proton pump inhibitors and the risk of colorectal cancer. Am J Gastroenterol 2008; 103:966-973

14) 松本主之, 梅野淳嗣, 飯田三雄. collagenous colitis の病態と臨床像. 日本消化器病学会雑誌 2010; 107:1916-1926

（座喜味 盛哉）

Highlight

Case 20　Wisely choosing proton pump inhibitors (PPIs) -treatments for acid-related disorders and long-term safety-

The PPIs are the most potent inhibitors of gastric acid secretion available. PPIs are effective for the treatment of all acid-related disorders including peptic ulcer disease, gastroesophageal reflux disease (GERD) and for treating and preventing nonsteroidal anti-inflammatory drug-associated gastroduodenal mucosal injury. Maintenance antisecretory therapy is used in many patients, particularly those with GERD. When PPIs are used for a long time, its saf use becomes an important concern. PPI use may increase the risk of infections (eg. *Clostridium difficile* colitis, pneumonia) and risk of fracture. PPIs are considered to be one cause of collagenous colitis. The author recommends that providers prescribe the lowest dose and shortest duration of PPI therapy appropriate to the condition being treated. The author insists that indiscriminate use of PPIs is not choosing wisely.

21 β遮断薬の降圧以外の使い方

□臨床指標 (Clinical Indicator) と■基準 (Criteria)

- □ β遮断薬の降圧以外の適応を知る
  - ■ 慢性心不全でのβ遮断薬
  - ■ 心房細動でのβ遮断薬
- □ β遮断薬の種類と使い方を知る
  - ■ 心不全で使えるβ遮断薬
  - ■ 併用薬についても知る
  - ■ 具体的な使用方法を知る

CHALLENGE CASE (8 心房細動や慢性心不全へのジギタリス使用と同じ Case)

患者：70代男性

病歴：数週間前から食思不振と嘔気がある．体重は1か月で1kg程度減少している．倦怠感はあるが息苦しさは感じない．夜間発作性呼吸困難はない．受診の約2か月前から高血圧の薬が追加されている．

既往歴：糖尿病，高血圧，陳旧性心筋梗塞，虚血性心臓病，慢性心不全（肺うっ血による入院歴あり），慢性腎臓病，慢性心房細動，変形性膝関節症

内服薬：アムロジピン5mg 1錠分1，アスピリン腸溶錠100mg1錠分1，フロセミド20mg 2錠分2，スピロノラクトン25mg1錠分1，ジゴキシン0.25mg1錠分1，バルサルタン40mg1錠分1（2ヶ月前から追加），ロキソプロフェン60mg 3錠分3，レバミピド100mg 3錠分3

身体所見：身長167cm，体重65kg，血圧120/60mmHg，脈拍90/min，呼吸数20回/分，体温36.5℃

一見して重篤感は感じないが活気がない．

頸静脈波高は胸骨角から3cm程度，肝頸静脈逆流なし．

心音は不整（Irregularly irregular），汎収縮期雑音をIII/VI最強点は心尖部付近で聴取し，III音は聴取しない．

呼吸音は左右差なく喘鳴，ラ音を聴取しない．

腹部は平坦，軟で圧痛を認めない．

下肢に浮腫を認めない．

Tutorial

(指導医 Mentor：M)：ジゴキシンを中止することで症状が改善し，この例では血中濃度も 2.0ng/mL と高く他に原因となる異常も認めなかったので，食思不振と嘔気の原因はジゴキシンの副反応として良いでしょう．しかし，心拍数が上昇してしまい，安静時に 110〜120/min 程度で，軽労作で 140/min 程度まで増加します．患者も動悸が気になるようです．では，今後の処方をどうしましょうか．

(総合診療研修医 Generalist：G)：心房細動の心拍数コントロールを目的とするならβ遮断薬か非ジヒドロピリジン系カルシウム拮抗薬を用いるのが良いと思います．

M：そうですね．特にβ遮断薬は元来降圧薬として用いられてきましたが，最近は心筋梗塞後や不整脈など，降圧目的以外にも用いられるようになっています．β遮断薬にはいろんな種類がありますが，どこに注目して選びますか．

G：慢性閉塞性肺疾患や気管支喘息があって，β遮断薬を用いる場合にはβ1選択性が強い薬剤を選ぶ，というところでしょうか．

M：それは臨床的に非常に重要なことですね．α遮断作用を持つものもありますね．ほかに肝代謝か腎代謝か，脂溶性か水溶性か，作用時間の長さ，内因性交感神経刺激作用の有無などの特徴に注意します．一度，代表的なβ遮断薬の特徴について，まとめておくとよいでしょう（Box Ⅲ-21-1）．

G：心拍数の目標はどうすれば良いでしょうか．

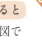

M：安静時で 80/min 未満[1]，軽労作時では 115/min 未満[2] を目標にすると良いでしょう．できれば，心電図モニターを 24 時間記録するかホルター心電図で確認する方が良いと思います．極端な徐脈もよくありませんので．

G：しかし，この方は心エコーで心収縮能が低下していることが分かっています．

[Box Ⅲ-21-1] 主なβ遮断薬の特徴

	β1選択性	α遮断作用	内因性交感神経刺激作用	脂溶性・水溶性	代謝	半減期	日本での心不全保険適応
心不全に対する効果が示されたもの							
ビソプロロール	β1	-	なし	水溶性	肝臓・腎臓	8.6時間 (5mg)	あり
カルベジロール	β1:β2=7.1	α:β=1:8	なし	脂溶性	肝臓	3.0〜7.7時間	あり
メトプロロール	β1	-	なし	脂溶性	肝臓	2.6〜3.2時間 (徐放錠あり)	なし
心不全に対する効果が示されていないもの							
アテノロール	β1	-	なし	水溶性	腎臓	6〜9時間	なし
ベタキソロール	β1	-	あり	水溶性	肝臓	14〜22時間	なし
プロプラノロール	β1,2	-	なし	脂溶性	肝臓	3時間	なし
カルテオロール	β1,2	-	あり	水溶性	腎臓	2〜3時間	なし

前医でジゴキシンが選択されたのも，このためかも知れません．β遮断薬も非ジヒドロピリジン系カルシウム拮抗薬も，心収縮能を低下させますし…．

M：その心収縮能に関連してですが，慢性心不全という視点ではβ遮断薬はどうでしょうか．

G：そうか，慢性心不全の予後を改善するという意味でもβ遮断薬は適応になると思います！

M：そうですね．昔は低左心機能では禁忌とされていたβ遮断薬が，現在では慢性心不全の予後を改善することが知られています．これを証明した研究ではアンギオテンシン変換酵素（Angiotensin-Converting Enzyme：ACE）阻害薬が併用されています．この例ではアンギオテンシンⅡ受容体拮抗薬（AngiotensinⅡ Receptor Blocker：ARB）が使用されていますが，この点はどうでしょうか．

G：ARBはACE阻害薬に対して非劣勢が示されてはいますが，ACE阻害薬よりも優れているとは言えないと思います[3]．まずはACE阻害薬を開始して副作用などで忍容性がない場合にARBを考慮してもよいのではないでしょうか．

M：よく知っていますね．それに加えて，価格も考慮しても良いかも知れません．先発薬ではARBとACE阻害薬の薬価はあまり変わらないとされていますが，安いジェネリック薬が多いのは，先に市場に出回ったACE阻害薬でしょう．

ARBでもACE阻害薬でも，薬の効果が同等でジェネリックの使用も許されるなら，まず安価な薬を使用するという考えもあると思います．

　ところでβ遮断薬にはいろんな薬がありますが，どの薬剤でも使用できますか．

G：β遮断薬ならどれでもよいという訳ではないのですか．

M：いろいろなβ遮断薬がある中で，心不全に対する効果が証明された研究があるのはビソプロロール，カルベジロール，それとメトプロロール徐放性剤の3種類です．心不全の患者にβ遮断薬を使う場合には，この3種類の中から選択します．わが国で心不全に保険適応が認められているのは，ビソプロロールとカルベジロールのふたつです．

G：ACE阻害薬やARBについてですが，β遮断薬よりも先に使用するべきでしょうか．

M：それを調べた研究もありますが[4]，どちらが良いという明確な結論は得られていません．歴史的にはACE阻害薬が心不全に用いられたのが先なので，これにβ遮断薬が加えられるという研究が多くあります．いずれにしても，両方とも血圧に注意しながら使用するということと，ACE阻害薬は必ずしも高用量でなくても良いとされていること，また，β遮断薬は漸増していくことなどから，例えば血圧があまり高くないような場合は先に低用量のACE阻害薬を使用して血圧が下がりすぎないようにしながら，β遮断薬を低用量から漸増していくとか，逆にβ遮断薬を先行させる場合でも，血圧ばかりでなく心拍数が下がりすぎないように忍容性を確認しながら漸増していくという注意が必要です．なお，わが国のβ遮断薬の保険適応もACE阻害薬や利尿薬等で先に治療されている心不全患者に認められています．

　もうひとつ，β遮断薬を心不全患者に導入する場合に注意することがありますが，知っていますか．

G：うっ血がある場合は，利尿剤を使用してうっ血を改善させてから導入するべきだと思います．

M：その通りです．β遮断薬は導入の際に血圧低下ばかりではなく，うっ血が

増悪しないように注意が必要です．ランダム化比較試験でも ACE 阻害薬に加えて利尿剤の使用を許しているものが多かったですね．

G：それでは，食欲もでてきたので輸液は中止して，フロセミドを再開します．バルサルタンでクレアチニンが上昇したと思われますので，中止していました．低容量の ACE 阻害薬，エナラプリル 2.5mg1 錠分 1 に変更します．そして，肝臓で代謝されるカルベジロールを 1.25mg2 錠分 2 から開始して，自覚症状や血圧，脈拍を見ながら 7 日から 14 日毎に漸増することにします．

高価値な医療と不十分な医療
High-value Care ＆ Low-value Care

High-value Care：
　β遮断薬の降圧薬以外の使用法について知る．特に心房細動や心不全に使えるβ遮断薬と併用薬についても知り，具体的な処方方法を知っている．

Low-value Care：
　心房細動や心不全の標準的治療を行わずに，旧態依然とした治療を漫然と続けることは慎まなければならない．また，同じβ遮断薬でも適応や特徴を考慮して使用すべきである．

Glossary

β遮断薬の降圧以外の効果を期待しての使用．
1．心不全
　β遮断薬が心不全に効果があることを示した複数の研究がある（**Box Ⅲ-21-2**）．心不全に対してβ遮断薬が効果を示すのには，心拍数減少，交感神経系が持つ心筋毒性の抑制，心筋エネルギー代謝の改善などいくつかの機序が考えられている．

[Box Ⅲ-21-2] β遮断薬の心不全に対する効果を証明した主な研究

	試験薬	併用療法	人数	一次エンドポイント	観察期間	一次エンドポイント	β遮断薬の用量	わが国の保険適応量
CIBIS Ⅱ (1999)	ビソプロロール	利尿剤とACE阻害薬	2647人	総死亡	1.3年	ハザード比0.66 (95% CI:0.54-0.81), p<0.0001	1.25mgから10mgまで漸増	0.625mgから開始して通常5mgまで
MERIT-HF (1999)	メトプロロール徐放錠	利尿剤とACE阻害薬	3991人	総死亡,総死亡と総入院の複合	1年	1年で1件の死亡を減らすのに必要な患者は27人 p=0.00009	12.5mgまたは25mgから開始して200mgを目標とした	心不全の適応なし
COPERNICUS (2002)	カルベジロール	利尿剤とACE阻害薬またはARB	2289人	総死亡	10.4ヶ月	1年で70件の死亡を減らすのに必要な患者数は1000人 p=0.0014	3.125mg×2/日から漸増して25mg×2/日を目標とした	1.25mg×2/日から開始し、2.5〜10mg×2/日（増減）
COMET (2003)	メトプロロール（徐放錠ではない）とカルベジロールの比較	利尿剤とACE阻害薬	3029人	総死亡,総死亡と総入院の複合	4.8年	総死亡 カルベジロール群34%、メトプロロール群40% (HR:0.83, 95%CI 0.74-0.93) p=0.0017	カルベジロール 3.125mg×2/日、メトプロロール 5mg×2/日から開始して、各々25mg×2/日、50mg×2/日を目標とした.	上記参照

2．不整脈

　心房細動や心房粗動の心拍数コントロールは，最も良い適応である．その他には心室性期外収縮に用いられたり，リエントリーが関与する発作性上室性頻拍の発作抑制にも用いられたりすることがある．また，先天性QT延長症候群の中にもβ遮断薬が適応になるものもある．しかし，他の抗不整脈薬と比べて比較的安全とはいえ，抗不整脈薬が催不整脈性を持つことにも留意し，専門医へのコンサルトも考慮する．

3．虚血性心疾患

　心筋梗塞患者においては，血行動態が不安定などの禁忌がなければβ遮断薬を早期に使用する．心筋の仕事量を減らし酸素需要を減らすことで，梗塞サイズを小さくすることや心室性不整脈の抑制により，予後が改善するとされている．しかし，再灌流療法が標準的になってからは，その効果がどの程度のものか，いつまで使用するべきなのかなど解決されていない疑問が残っている．労作性狭心症については，発作の抑制，予後の改善が期待できる．冠攣縮性狭心症については発作が起こりやすくなるとも言われており，注意が必要である．

4．大動脈解離・大動脈瘤切迫破裂など

　急性大動脈解離や大動脈瘤の切迫破裂の場合，末梢血管を拡張するのみでは心臓の収縮力が反射的に増え，血管壁に対するストレスが増大するとされる

ことから，心臓の収縮を抑制する作用を持つβ遮断薬が用いられる．脈拍コントロールもこれらの病態の予後と関連しているとも言われ，単なる降圧効果というよりも交感神経遮断作用が奏功するものと考えられる．しかしながら，欧米に比べて日本では静注で使用できるβ遮断薬が少ないのが現状である．

Short Lecture：β遮断薬の薬理学的特徴と臨床上の意義

1．β選択性；交感神経β受容体のうち心臓に多く分布するのはβ1受容体であり，β2受容体は気管支平滑筋，血管平滑筋などにも存在する．従ってβ1受容体選択性が強い薬剤は，心臓への作用が強く他の臓器への影響が少ないといえる．慢性閉塞性肺疾患や気管支喘息はβ遮断薬が使いにくい病態であるが，β1選択性の強い薬剤であれば，注意深く用いることができる．

2．α遮断作用；α受容体遮断作用を持つ薬剤（カルベジロール，ラベタロールなど）は，β受容体遮断によって反射性に亢進するα作用を抑えるため降圧効果が強い．これは，β遮断薬の副作用でもある起立性低血圧の原因にもなり得るが，カルベジロールのα遮断作用は比較的弱く，起立性低血圧も少ないとされる．また，インシュリン抵抗性を改善するとされる．

3．内因性交感神経刺激作用；β受容体に結合する際に，弱く刺激作用を発揮する薬剤がある．心機能の抑制が弱い，起立性低血圧が少ないなどの特徴があるが，心不全に対しての効果はないとされるので，注意が必要である．

4．脂溶性・水溶性と代謝，半減期；脂溶性が強い薬剤は中枢神経に影響し易いとされる．この性質を用いて本態性振戦に用いることもある一方で，抑うつなどの中枢神経副作用が出やすくなる．また，脂溶性が強い薬剤は肝臓で代謝される割合が高く消化管からの吸収率が高いが，肝臓での代謝も速く生体利用

率が低い（これを first pass effect と呼ぶ）傾向があり，作用時間も短い．水溶性は概ねこの逆になるが,肝機能や腎機能障害の有無によって使い分ける．半減期が短い薬剤は高齢者や導入の際に副作用が出た場合，中止することで影響が比較的速く消えることが期待できる．

References

1) January CT, Wann LS, Alpert JS, , et al. 2014 AHA/ACC/HRS Guideline for the Management of Patients With Atrial Fibrillation: Executive Summary: A Report of the American College of Cardiology/American Heart Association Task Force on Practice Guidelines and the Heart Rhythm Society. Circulation. 2014. Epub 2014/04/01.

2) Fuster V, Rydén LE, Cannom DS, , et al. ACC/AHA/ESC 2006 Guidelines for the Management of Patients with Atrial Fibrillation: a report of the American College of Cardiology/American Heart Association Task Force on Practice Guidelines and the European Society of Cardiology Committee for Practice Guidelines (Writing Committee to Revise the 2001 Guidelines for the Management of Patients With Atrial Fibrillation): developed in collaboration with the European Heart Rhythm Association and the Heart Rhythm Society. Circulation. 2006;114(7):e257-354. Epub 2006/08/16.

3) Yusuf S, Teo KK, Pogue J, , et al. Telmisartan, ramipril, or both in patients at high risk for vascular events. N Engl J Med. 2008;358(15):1547-59. Epub 2008/04/02.

4) Willenheimer R, van Veldhuisen DJ, Silke B,, et al. Effect on survival and hospitalization of initiating treatment for chronic heart failure with bisoprolol followed by enalapril, as compared with the opposite sequence: results of the randomized Cardiac Insufficiency Bisoprolol Study (CIBIS) III. Circulation. 2005;112(16):2426-35. Epub 2005/09/07.

（澤村　匡史）

Highlight

Case 21 Beta blocker is effective when used other than as anti-hypertensive drugs

Beta blockers were used originally as anti-hypertensive drug. Having exhibited various effects it is now used for heart failure, arrhythmia and ischemic heart disease. Three kinds of beta blockers, namely bisoprolol, carvedilol and metoprolol extended-release tablets have been demonstrated to be effective for heart failure. When patients with heart failure are prescribed ACE inhibitors and diuretics, it can be effective to a add beta blocker so as to improve the prognosis. Beta blockers are categorized by the selective system of beta1 receptor, intrinsic sympathomimetic action and differences in metabolic pathways. It is necessary to select a proper drug considering the patient's condition, especially for heart failure. It is also necessary to begin from a low dosage and increase the dosage considering patient's symptoms and laboratory findings. Beta blockers have been used for a long time, and are also expected to be low cost yet highly effective drugs.

22 心血管疾患の一次予防と二次予防に対するアスピリンとスタチン製剤の使用

■臨床指標 (Clinical Indicator) と■基準 (Criteria)

□ 同じ薬剤でも対象によって効果や有害事象が異なることを知る．
- ■ 心血管疾患二次予防のアスピリンとスタチン
- ■ 心血管疾患一次予防のアスピリンとスタチン

□ 医療行為の費用と効果のバランスについて考える．
- ■ 治療の効果を測る質調整余命 Quality Adjusted Life Year(QALYs)
- ■ 費用と効果のバランスを測る Incremental Cost Effective Ratio(ICER)と Willingness To Pay(WTP)

CHALLENGE CASE

患者：55歳女性

病歴：1か月前に7歳年上の夫が急性心筋梗塞を発症，緊急冠動脈形成術を施行された．幸い合併症なく順調に経過しているが，主治医からアスピリン，クロピドグレルの2種類の抗血小板剤に加えて，高脂血症薬のアトロバスタチンを処方された．この際，「心筋梗塞は動脈硬化が原因ですから，二度目の発作を予防するために血液が固まりにくくなる薬と同時に，動脈硬化の原因である高脂血症の薬も必要です．これらはずっと続けてください．」と説明されるのを妻である患者もきいていた．患者はこれまで大病を患ったことはないが，検診でコレステロールが高いと言われたことがあるのを思い出した．特に症状があるわけではなかったので病院を受診していなかったが，自分も治療したほうがよいと思い，本日外来を受診した．患者は検診の結果表を持参しており，「判定；高脂血症の疑いがあります．医療機関への受診を勧めます」と記されていた．総コレステロール値は240mg/dLで，HDLコレステロール60mg/dL，中性脂肪200mg/dL，LDLコレステロール140mg/dLであった．

CHALLENGE CASE

患者は,「自分も高脂血症の薬とアスピリンをのんでいれば,夫のように心筋梗塞を起こすことはないと思います.高脂血症の薬とアスピリンを出してください.」と言った.

Tutorial

(指導医 Mentor:M):それで,高脂血症薬やアスピリンは処方しましたか?

(総合診療研修医 Generalist:G):いいえ,まずはコレステロールの値を再検するのと,血糖,HbA1c を調べて,自宅での血圧を測定してくるように伝えました.正直言うと,高脂血症薬やアスピリンを処方するべきか否か,自信がなかったので時間稼ぎをしようということなのですが.

M:いや,時間稼ぎの意味だけではないと思いますね.心血管イベントのリスクを評価する上では,他の動脈硬化のリスクファクターを調べるのは重要です.ところで,ご主人の主治医が言った「二度目の発作を予防するためにアスピリンと脂質異常症の薬を内服するように」というのは,どう考えますか.

G:循環器をローテーションしている時に,心筋梗塞の患者を何人か受け持ちましたが,抗血小板薬,特にアスピリンと脂質異常症用薬,この場合スタチン製剤ですが,必須の薬で生涯継続するように言われたと思います.次の発作を予防して予後を改善すると習いました.二次予防が重要と.

M:そうですね.アスピリンを例にとると,平均 27 か月の観察期間で,過去に心筋梗塞を起こした人で約 29 人に 1 人イベントを抑制し,急性心筋梗塞の人に内服させると約 27 人に 1 人,脳卒中の場合も 27 人に 1 人の割合で心血管イベントを抑制します[1].この 1 人に効果を発揮するのに必要な投与人数のことを,Number Needed to Treat,NNT というのは知っていますね.

G：はい．NNT が大きくなると効果を発揮するのに必要な投与人数が増えるので，薬剤の恩恵にあずかる可能性は小さく，NNT が小さいと薬剤の恩恵にあずかる可能性が高くなると言い換えることができます．ただ，先生のおっしゃった NNT は虚血性心疾患や脳卒中を起こした人の場合ですよね．それまでこれらの疾患にかかったことがない人の場合，話が違うのではないかと思うのですが．

M：そのことを分かりやすく示してくれた図があります（**Box Ⅲ-22-1**）[2]．この図は心血管イベントを起こしたことがある場合に，アスピリンが次のイベントを抑制する効果，つまり二次予防効果があるかということと，心血管イベントを起こしたことがない場合にアスピリンが初回イベントを抑制する効果，つまり一次予防効果があるかということを図示したものです．例えば 50 歳から 59 歳の女性（**Box Ⅲ-22-1 左上段**）で二次予防効果を見ると，致死的・非致死的心血管イベントを合わせると 25.9% から 21.0% に減少しています．この相対リスク減少を計算すると 18.9% になります．同じ群で一次予防効果を計算すると 1.1% から 0.9% に減少しているので，相対リスク減少はほぼ同じで 18.2% になります．しかし，NNT で比べるとどうでしょうか．

G：確か，絶対リスク減少の逆数が NNT でした．この群での二次予防の絶対リスク減少は 25.9% − 21.0% で 4.9%，これの逆数ですから…NNT は 20.4 です．そして，一次予防を同様に計算すると…NNT は 500 です．

M：相対リスク減少は一次予防も二次予防も同じ程度ですけど，NNT に直すと桁違いですね．このことについてですが，図で各々のコントロール群を見ると，一次予防の対象と二次予防の対象ではイベントの発生率が全く違うのに気づくと思います．つまり，発生率や有病率が小さい場合，治療効果があってもその恩恵にあずかることができる患者は，少なくなるということを意味します．

G：恩恵にあずかる可能性が少なくても副作用がなければ良いのですが，アスピリンの場合には出血性合併症のリスクがあります．この図では非致死的消化管出血と頭蓋外の出血を合わせたリスクが示されています．先ほどの NNT と同様に何人に 1 人の割合で合併症が生じるかを計算すると，…1000 人に 1 人です．

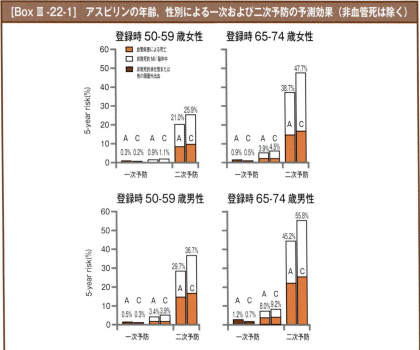

[Box Ⅲ-22-1] アスピリンの年齢，性別による一次および二次予防の予測効果（非血管死は除く）

左上：登録時50-59歳女性，右上：登録時65-74歳女性，左下：登録時50-59歳男性，右下：登録時65-74歳男性．非致死的消化管または他の頭蓋外出血は，一次予防のみで分析し，非致死的血管イベントは一次および二次予防とも分析したので，三つのアウトカムについて分析している．二次予防に比べて，一次予防での発症リスクが著しく低くなっていることに注意．相対リスク減少は一次予防と二次予防で差は小さいが，絶対リスク減少は一次予防では小さくなる． A；アスピリン群，C；コントロール群

（文献2）より筆者訳）

M：そうですね．この何人に1人の割合で有害事象が生じるかを，Number Needed to Harm, NNH といいます．まとめると，この群では一次予防でアスピリンを1000人が内服すると，2人の心血管イベントを抑え，1人の出血性合併症を生じることになります．あまり良い成績とは言えません．

実は，アスピリンの一次予防効果については，日本人でのランダム化比較試験があります．これによると，これまで動脈硬化性疾患を診断されていない14,464名の60～85歳の高脂血症や糖尿病を有する患者で，100mgのアスピリン腸溶錠を内服する群と，内服せずそれまでの治療を続けた群に分けて比較した場合，5年の追跡期間で心血管イベントによる死亡，非致死性脳卒中，非致死性心筋梗塞を合わせたエンドポイントは両群に差はなく（アスピリン群2.77%［95%CI,2.40%-3.30%］，非アスピリン群2.96%［95%CI,2.58%-3.40%］），

出血性イベントはアスピリン内服群で有意に多かった（アスピリン群 0.86%［95%CI,0.16%-0.42%］，非アスピリン群 0.51%［95%CI,0.37%-0.72%］）という結果でした[3]．

G：すると，理論的にも臨床研究でも一次予防を期待してアスピリンを内服するというのは，勧められません．では，スタチンの場合どうなのでしょうか．

M：スタチンも虚血性心疾患の二次予防効果はよく知られています．副作用で有名なのは横紋筋融解症です．しかし，その頻度はかなり少ないでしょう．糖尿病の発症が増えるとする報告もありますが，その頻度も少ないようです．ただ，横紋筋融解症には至らなくても，軽症まで含むと，筋力低下，骨格筋傷害や運動能が低下するという報告もあります．頻度については過小評価されている可能性があるとする報告もあるようです[4]．とはいえ，アスピリンのようにはっきりした有害事象が多いという訳ではないようです．

G：文献では一次予防のためのスタチン製剤は勧められているのでしょうか．

M：例えばコクラン・ライブラリでは，全死亡を減らし（オッズ比 0.86, 95%信頼区間 0.79-0.94），心血管イベントを減らし（相対危険度 0.75, 95%CI 0.70-0.81），冠動脈形成術やバイパス術などの血行再建術も減らす（相対危険度 0.73, 95%CI 0.54-0.72）とされています．有害事象は増えないともいっています[5]．

G：それでは，一次予防目的のスタチンは推奨されているのですか．

M：それが，そう単純ではありません．一次予防について US Preventive Service Task Force Recommendation Statement 2016 では，40歳から75歳の場合，動脈硬化疾患のリスクファクター（脂質異常症，糖尿病，高血圧，喫煙）が一つ以上あって，今後10年の心血管イベントのリスクが 10% 以上見積もられる場合に低容量から中等量のスタチンを推奨，7.5% 以上 10% 未満見積もられる場合には対象を選んで患者と話し合いの上考慮（selectively offer）するとなっています[6]．リスクは risk calculator（http://tools.acc.org/ASCVD-Risk-Estimator/）などを使って計算することができます．これは米国でのデータを元に作られていますから，私たち日本人にそのまま当てはめることはできない（日本人の

心血管リスクは欧米人よりも低いとされる）と思いますが，一応の参考にはできるでしょう．計算に用いられるのは，年齢，性別の他 HDL コレステロール値と総コレステロール値，高血圧の有無，収縮期血圧，喫煙の有無，糖尿病の有無です．ですから，問題の患者で G 先生がこれらを調べたのは有用なことです．

G：私の患者の場合，脂質異常症以外に動脈硬化のリスクを持たないとすると，この calculator では 2.0%/10yrs と計算されました．推奨の基準には至りません．ところで，イベントリスクというと，先ほどアスピリンのところで議論した発生率の話と似ています．つまり，リスクが高いほどスタチンの恩恵にあずかる人が増えるとも言えます．しかし，アスピリンの場合と違ってスタチンの副反応はあまり頻度が高くないのであれば，恩恵にあずかる可能性が低くてもスタチンを内服しない理由にはならないと思います．宝くじも買わなければ当たりませんから．

M：宝くじの値段も考慮しないといけません．つまり，費用対効果を考えるべきです（Glossary 参照）．質調整余命 Quality Adjusted Life Years, QALYs を指標にして調べた日本での研究では[7]，55 歳の男性で糖尿病があって高血圧，喫煙がある場合スタチンを生涯にわたって内服すると，内服しない場合に比べて 0.097 QALY 得られると見積もられます．しかし，これにかかるコストは 93 万 5 千円で 1QALY 得るのにかかるコストは（これを増分費用効果比 Incremental Cost Effectiveness Ratio, ICER といいます），967 万 7 千円となっています[7]．日本で 1QALY 得るのに許容できる値段（これを支払い意思額 Willingness To Pay, WTP といいます）は 500 万円前後と言われていますから，この論文ではスタチンの一次予防は cost-effective ではないと結論されています．

G：この論文の表によると，私の患者の場合 55 歳女性で脂質異常症以外にリスクファクターがなければ，ICER は ¥157,197,000 です．随分高い宝くじです．

M：もちろん薬の値段が変われば，ICER も変わってきます．海外では費用効果分析の結果を，薬価の参考にしているところもあるときいています．値段だけで薬の適応を決めるのではありませんが，考慮すべき要素の一つといえるでしょう．

高価値な医療と不十分な医療
High-value Care & Low-value Care

High-value Care：
　心血管疾患の二次予防としてアスピリンやスタチンを使用することは，高価値といえる．しかし予防を目的として内服薬を使用する場合は，一次予防と二次予防で期待される効果が異なり，副作用とのバランスが変わることを考慮する．得られる効果と費用のバランスを考えて処方することも高価値な医療である．

Low-value Care：
　処方する対象が変わると効果が変わることを考えず（検査の結果だけを改善するかのような），費用対効果についても考慮しないで処方することは慎まなければならない．

Glossary

費用効果分析 Cost-effective analysis（費用効用値分析 Cost-utility analysis ということもある）

　質調整余命 QALY とは完全に健康な状態を 1，死亡を 0 として，様々な健康状態をその間の数値（この数値をその健康状態の効用値 utility といい，さまざまな測定法がある）で評価する．例えば，紹介した論文（参考文献 7）では心筋梗塞後の状態を 0.88 としている（「心筋梗塞後の utility は 0.88QALY」と表現する）．人は時間経過の中で，ある確率に従って様々な健康状態に移行する．健康状態 1 の人が 1 年後に健康状態 2 に移行する確率が p_{12} で健康状態 2 の utility が u_2，同じ 1 年で別の健康状態 3 に移行する確率が p_{13} で健康状態 3 の utility が u_3 とすると，この人が 1 年後に得られる utility は期待値 $p_{12}{}^{*}u_2$ と $p_{13}{}^{*}u_3$ の和 $p_{12} \cdot u_2 + p_{13} \cdot u_3$ である（**Box Ⅲ-22-2**）．このようにある健康状態から次の健康状態に移行する確率と，それぞれの健康状態の utility が決まれば，1 年後に得られる utility の期待値が計算できる．なり得る健康状態のモデルを構築して，得られる utility の期待値とかかる費用の期待値を治療法別に計算し，

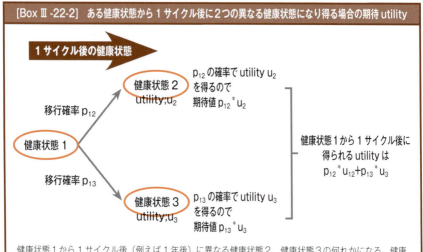

[Box Ⅲ-22-2] ある健康状態から1サイクル後に2つの異なる健康状態になり得る場合の期待utility

健康状態1から1サイクル後(例えば1年後)に異なる健康状態2,健康状態3の何れかになる.健康状態1から健康状態2へ移行する確率をp_{12},健康状態2のutilityをu_2,健康状態1から健康状態3へ移行する確率をp_{13},健康状態3のutilityをu_3とする.健康状態2になる確率とutilityの積$p_{12}*u_2$と健康状態3になる確率とutilityの積$p_{13}*u_3$の和が1サイクル後に得られるutilityとして計算される.

比較するのが費用効用値分析である.**Box Ⅲ-22-3**は文献7のシミュレーションで用いられたモデルである.例えば「CADなしで生存」という健康状態から,そのまま「健康」の健康状態へ移行するには,一定の確率がある.同様に「CADなしで生存」という健康状態から「非致死的CAD」を生じるのにも一定の確率があり,その結果「心筋梗塞後」という健康状態に至る.この確率と健康状態が持つutilityの積をあり得る健康状態各々について算出し,各治療法について合算したのがその治療法に期待されるutilityである.これが高い方は効果が高いといえる.

治療法Aと治療法Bを比較した場合,片方がもう一方に比べて効果も高いがかかる費用も高い場合に,費用に見合った効果がある(これを"cost-effective"と表現する)といえるかを判断する必要がある.このとき,効果が1QALY増えるのに要した費用をICERという**(Box Ⅲ-22-4)**.そして,許容できるICERの上限は国によって異なり**(Box Ⅲ-22-5)**,この上限をWTPといい,日本では500万円前後とされている(引用した文献では600万円としている.WTPにも様々な測定と報告がある).

上記は単純化して説明したが,実際の移行確率やutilityはある分布に従っているので,これらによって算出される期待値は確率変数となり複雑である.モデルを何度もシミュレーションして期待値の分布を調べたり,結果

影響する変数を調べたり（感度分析という）して，治療法の優劣を判断するのが費用効果分析である．詳しくは後述する推奨文献などを参照のこと．

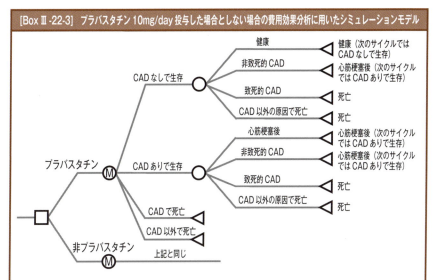

[Box Ⅲ-22-3] プラバスタチン10mg/day投与した場合としない場合の費用効果分析に用いたシミュレーションモデル

□は選択ノードとよび，プラバスタチン群と非プラバスタチン群を分ける．Ⓜは マルコフノードと呼び，これ以下の分枝を一定サイクル（例えば1年毎）に繰り返すことを意味する．〇はチャンスノードと呼び，この右側にある各分枝は，各々が持つ移行確率で次の健康状態へ移行することを意味する．△はターミナルノードと呼び，このサイクルでの移行した後の健康状態を表す．これは次のサイクルでの始めの状態になる．

このモデルに各々の移行確率や健康状態のutilityを定義し，コンピュータ上でシミュレーションする．プラバスタチン群と非プラバスタチン群では，各健康状態のutilityは同じであるが，治療の有無で移行確率が変わる（プラバスタチン群でCADの確率は低くなる）ので最終的な期待値に差がつく．その結果を分析して，治療（この場合プラバスタチンの一次予防）の費用対効果を評価する．

（文献7）より筆者訳，一部追記）

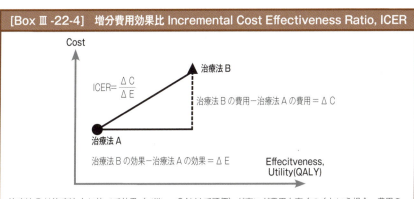

[Box Ⅲ-22-4] 増分費用効果比 Incremental Cost Effectiveness Ratio, ICER

治療法Bは治療法Aに比べて効果（utility，QALYで評価）が高いが費用も高くつくという場合，費用の差を効果の差で割った値，すなわち1QALY得るのにかかった費用$\Delta C/\Delta E$を求める．これをICERという．ICERが許容される値，すなわち支払い意思額よりも低い場合，治療法Bはcost-effectiveであるという．

[Box Ⅲ-22-5]　支払い意思額 Willingness To Pay, WTP の国際比較

	WTP	日本円換算
日本	JPY 5,000,000	￥5,000,000
韓国	KWN 68,000,000	￥6,764,200
台湾	TWD 2,100,000	￥7,754,640
イギリス	£ 23,000	￥3,377,900
オーストラリア	AU$ 64,000	￥5,546,350
アメリカ	US$ 62,000	￥7,322,080

WTP の値は国によって異なるとされる．Shiroiwa T, et al; International survey on willingness-to-pay (WTP) for one additional QALY gained: what is the threshold of cost effectivness? Health Econ 2010, 19(4):422-437 (abstract) より．日本円は 2016 年 12 月 18 日の為替で筆者による換算．

Short Lecture：アスピリンとスタチンの一次予防

1．アスピリンは二次予防では効果が証明されているが，一次予防としての内服は効果と副作用のバランスから勧められない．

2．スタチンの一次予防については，患者毎に心血管疾患のリスク評価をして判断する．
　（ア）40 歳から 75 歳の場合，動脈硬化疾患のリスクファクター（脂質異常症，糖尿病，高血圧，喫煙）が一つ以上あって，今後 10 年の心血管イベントのリスクが 10% 以上見積もられる場合に低容量から中等量のスタチンを推奨する．
　（イ）40 歳から 75 歳の場合，今後 10 年の心血管イベントのリスクが 7.5% 以上 10% 未満見積もられる場合には対象を選んで患者と話し合いの上考慮する．
　（ウ）75 歳以上の場合には，スタチンの一次予防について判断する根拠に乏しい．
　（エ）なお，家族性脂質異常症や LDL コレステロールが 190mg/dl 以上の場合には，高リスクとしてスタチンの予防内服を開始する[6]．

3．費用効果分析によれば，心血管疾患のリスクが低い日本人では，一次予防としてのスタチンはcost-effectiveではない．

Recommendations

　一次予防のアスピリンは効果の割には有害事象が多く，推奨されない．また，一次予防のスタチンは，患者のリスクに応じて適応が考慮されるが，心血管疾患のリスクが低い日本人では，効果と費用を勘案すると適応される患者はかなり少ないと思われる．

References

1) Antithrombotic Triallist's Collaboration. Collaborative meta-analysis of randomised trials of antiplatelet therapy for prevention of death, myocardial infarction, and stroke in high risk patients. BMJ. 2002;324:71-86.

2) Baigent C, Blackwell L, Collins R, et al. Aspirin in the primary and secondary prevention of vascular disease: collaborative meta-analysis of individual participant data from randomised trials. Lancet. 2009;373:1849-60.

3) Ikeda Y, Shimada K, Teramoto T, et al. Low-dose aspirin for primary prevention of cardiovascular events in japanese patients 60 years or older with atherosclerotic risk factors: a randomized clinical trial. JAMA. 2014;312(23):2510-2520.

4) Mansi I, Frei CR, Pugh MJ, et al. Statins and musculoskeletal conditions, arthropathies, and injuries. JAMA internal medicine. 2013;173:1318-26.

5) Taylor F, Huffman MD, Macedo AF, et al. Statins for the primary prevention of cardiovascular disease. Cochrane database of systematic reviews (Online) 2013:CD004816.

6) Bibbins-Domingo K, Grossman DC, Curry SJ, et al. Statin use for the primary prevention of cardiovascular disease in adults: US Preventive Services Task Force Recommendation Statement. JAMA. 2016;316:1997-2007.

7) Onishi Y, Hinotsu S, Nakao YM, et al. Economic evaluation of pravastatin for primary prevention of coronary artery disease based on risk prediction from JALS-ECC in Japan. Value in Health Regional Issues. 2013;2:5-12.

8) Shiroiwa T, et al; International survey on willingness-to-pay (WTP) for one additional QALY gained: what is the threshold of cost effectiveness? Health Econ. 2010, 19;4:422-437 (abstruct).

費用効果分析，薬剤経済学について書かれた図書
1) 五十嵐中，佐條麻里；「薬剤経済学」，分かりません！，東京図書，2014.

2) 福井次矢，森本剛　訳；医療・ヘルスケアのための決断科学－エビデンスと価値判断の統合，医歯薬出版，2004.

3) 福井次矢，青木則明　訳；EBMのためのデータ統合型研究－メタ分析，決断分析，費用効果分析の理論と実際，メディカルサイエンスインターナショナル，1999.

（澤村　匡史）

Highlight

Case 22 How to use aspirin and statins for the primary and the secondary prevention of cardio-vascular diseases

Aspirin and statins are well known to have excellent effects for the secondary prevention of cardio-vascular diseases. However, for the primary prevention, the balance of effectiveness and side effects should be considered. Their effectiveness becomes lower, because their incidence rate is less than that of patients having a medical history of cardio-vascular diseases.It is not recommended to prescribe aspirin for the primary prevention, because the side effects outweigh the effectiveness. On the other hand, statins are less problematic concerning side effects than aspirin, though they bring high medical cost for patients with low incidence rate so as to achieve an effect. In this way, when prescribing drugs, physicians should consider that the balance of effectiveness and side effects may change, and cost-effectiveness may become a serious problem.

Appendix

フルオロキノロンの問題点

フルオロキノロンの問題点

　フルオロキノロンはβラクタム剤とは異なり，自然界から発見されたわけではない．科学的合成された抗菌薬である．その作用機序は細菌のDNA合成に必要なトポイソメラーゼの抑制である．

　フルオロキノロンには**下表**のような種類があり，抗菌スペクトラムにより世代分類がされている．

表1		
		スペクトラム
フルオロキノロン	第1世代	
	ナリジクス酸（ウイントマイロン®）シノキサキン	好気性グラム陰性桿菌
	第2世代	
	ノルフロキサシン（バクシダール®）オフロキサシン（タリビット®）シプロフロキサシン（シプロキサン®）レボフロキサシン（クラビット®）	第1世代＋ブドウ球菌（シプロフロキサシン）＋マイコプラズマ，レジオネラ，クラミジア，一部は肺炎球菌（レボフロキサシン）
	第3世代	
	トスフロキサシン（オゼックス®）	第2世代＋レンサ球菌
	第4世代	
	モキシフロキサシン（アベロックス®）	第3世代＋嫌気性菌

　元来キノロン系抗菌薬は好気性グラム陰性桿菌のみ抗菌作用を持っているが，世代が上がるに従って，グラム陽性球菌（特に肺炎球菌），嫌気性菌へのスペクトラムが広がるのが特徴である．一般には第2世代以降をフルオロキノロン（以下FQ）と呼んでいる．

　キノロン系抗菌薬のなかでも特にFQはその広いスペクトクラムゆえに，乱用されてしまっており，以下のような問題を引き起こしている．

1. 耐性菌の拡大

　カンピロバクター，淋菌，においては大半がキノロン耐性になっており，CDC の 2010 年 STD ガイドラインからは FQ は外されてしまった．緑膿菌や大腸菌などのかつてはキノロン系抗菌薬が得意としていたグラム陰性桿菌においても地域・施設間で多くの耐性菌の拡大が進んでいる．厚生労働省による院内感染対策佐イーベイランス事業の結果ではカルバペネムまたは FQ に耐性を示す血液分離株における緑膿菌の割合は 20％前後とされている．

2. 結核診断の遅れ

　FQ は結核菌にも抗菌作用を有するために，安易に使用することで結核菌の発見を遅らせてしまうというリスクもはらんでいる．

3. 感染症診療に対する思考を医師から奪う？

　キノロンはグラム陰性桿菌，グラム陽性球菌，嫌気性菌（モキシフロキサシン），あるいは結核菌さえにもスペクトラムを有する広域抗菌薬である．裏を返せばメチシリン耐性黄色ブドウ球菌，多剤耐性グラム陰性桿菌など特殊な菌を以外は殆どカバーしてしまう．このため，細菌感染に対して"放り込んで"おけば大抵の細菌感染症はカバーすることができてしまうのも事実である．決して治療を外すことができない状況であればそのような使用も正当化されるかもしれないが，そうでない場合は，きちんと病歴，診断，検体検査によって起炎菌を推測し，抗菌薬を選択するといった，感染症診療の原則からは程遠い診療となり，医師から感染症診療に対する真っ当な診療行為を奪ってしまう懸念がある．FQ は万能ではない．事実，シプロフロキサシンなどは肺炎球菌肺炎に対して使用すると，逆に敗血症を引き起こす報告もある．

　表 2 で示したように多くの細菌はペニシリン系，マクロライド系にも感受性はある．FQ でないと治療できない，という状況は意外と少ない．個人的には以下のような場合に使用を限定しても良いと思う．

　①レジオネラ肺炎
　②長期の骨髄炎の外来治療
　③ ST 合剤が使えない状況での前立腺炎の治療

④急性腎盂腎炎の外来治療
⑤赤痢・サルモネラ感染症
⑥FQのみ感受性のグラム陰性桿菌感染症（特に緑膿菌）.

　キノロン系抗菌薬の乱用問題へ対処する米国では，以下の病態ではフルオロキノロンを第一選択としないように推奨している（**表3**参照）.

1．細菌性副鼻腔炎，慢性気管支炎の急性増悪
→フルオロキノロンではなく，ドキシサイクリン，アモキシシリンまたはアモキシリン＋βラクタマーゼ阻害薬を推奨

2．単純性膀胱炎
→代わりにナリジクス酸，ST合剤，またはホスホマイシンを使用（注：ホスホマイシンは本邦の保険使用量を超えている）

表3	
	用量（成人）
副鼻腔炎・慢性気管支炎急性増悪	
アモキシシリン	1回500mg　1日3回　5-7日間
アモキシシリン・クラブラン酸	1回857mg/125mg　1日2回　5-7日間
ドキシサイクリン	1回100mg　1日2回　5-7日間
急性単純性膀胱炎	
ST合剤	1回160/800mg　1日2回　3-5日間
ナリジクス酸	1回100mg　1日2回　5日間
ホスホマイシン	1回3g　1回飲みきり

表2　MIC$_{90}$に基づいた細菌と抗菌薬の適応

	フルオロキノロン系			ペニシリン系		マクロライド系
	CPFX	LVFX	MOFX	AMPC	AMPC/CVA	AZM
Streptococcus pneumoniae	×	○	○	○	○	×[a]
Streptococcus pyogenes	×	○	○	○	○	×[a]
Methicillin-susceptible *Staphylococcus aureus*	○	○	○	×	○	○?
Enterococcus faecalis	×	×	×	○		×
Escherichia coli	○	○	○	×または○[b]	○	×
Haemophilus influenzae	○	○	○	×	○	○
Moraxella catarrhalis	○	○	○	×	○	○
Neisseria gonorrhoeae	○	○	○	×	○	○
Pseudomonas aeruginosa	○					
Bacteroides fragilis	×	×	○?	×	○	
Mycoplasma pneumoniae	○	○	○			○
Legionella pneumophila	○	○	○			○
Chlamydia pneumoniae	○	○	○			○
Chlamydia trachomatis	○	○	○			○
Campylobacter jejuni	○	○	○			○

CPFX：シプロフロキサシン，LVFX：レボフロキサシン，MOFX：モキシフロキサシン，AMPC：アモキシシリン，AMPC/CVA：アモキシシリン・クラブラン酸，AZM：アジスロマイシン
○：適
×：不適

a) 日本のデータをもとに作成．日米ではデータが異なり，米国では感受性は高いが，日本では低感受性株が多い．
b) 感受性による．ローカルファクターによる影響が大きい．

References

1) 国立感染症研究所　HP より
http://www.niid.go.jp/niid/ja/kansennohanashi/433-mdr-pa.html

2) PLOS ONE http://doi.org/10.137/journal.pone.0173635 March 2017

3) Journal of Infectious Chemotherapy 2013; 19(6): 1042-1046

4) FDA Drug Safety Communication: www.fda.gov/Drugs/DrugSaftey/ucm500143.htm　Accessed May 26, 2016

5) The Japanese Journal of Antibiotics　pp. 293-303 Oct 2013

6) Clinical Infectious Diseases 2002; 34: 1607-1612

7) Mandell, Douglas, and Bennett's Principles and Practice of Infectious Diseases 8th edition ; Saunders 2016

（星　哲哉）

INDEX

英文

ACE-I, ARB の副作用とやめ時　38
Alvarado score　167
BMD (Bone Mineral Density)　198
CAT COPD assessment test　139
CKD ステージで現れることの多い臨床所見　101
COPD 患者への LAMA と LABA　137
――の病期分類　139
――の症状とリスク評価　141
――治療における気管支拡張薬の効果と副作用　142
――の治療　142, 149
――患者へのルーチンのマクロライド系抗菌薬の少量継投与　145
――におけるマクロライド系抗菌薬長期療法の適応　148
DMARDs のリスト　119
――の分類（2016 EULAR Presentation）　118
――をうまく使うための 6 つのポイント　113

英文

DMARD：Disease-Modifying Anti-Rheumatic Drugs　126
eGFR による CKD のステージ分類　99
EULAR：The European League Against Rheumatism　126
FRAX のオンラインでの入力フォーム　181
Helicobacter pylori（*H.pylori*）除菌と PPI　205
MIC90 に基づいた細菌と抗菌薬の適応　237
modified British Medical Research Council(mMRC) の質問票　139
NSAIDs の主な副作用　47
PPI が効果的な酸関連疾患　204
PPI の長期投与で懸念される疾患・病態　204
――の影響　206
T スコア　198
YAM (Young Adult Mean)　198
Z スコア　199

239

INDEX

あ
アスピリンの年齢，性別による一次および二次予防の予測効果　222
――とスタチンの一次予防　228
アセトアミノフェンの鎮痛作用　133
――の副作用　134
アドレナリンの作用　82
アナフィラキシーに対するアドレナリン投与　78
――の機序　83
――の Critical criteria　80
安定期 COPD の管理　141

い
胃酸分泌の機序　203
インフルエンザの治療のアルゴリズム　12
――の分類とリスク評価　10
――への対応　9

え
エビデンスを目の前の患者さんに応用する　35

か
肝硬変の合併症　64

か
患者教育，筋強化運動，有酸素運動，ダイエット　131
関節リウマチ患者さんへの DMARD 処方のこつ：メトトレキサートを中心に　108
――と鑑別が必要な疾患　難易度別　115
――の活動性指標の基準値　117
――の分類基準　114
感染性腸炎　2

き
気管支喘息発作時の吸入ステロイドと全身性ステロイド投与　53

け
解熱薬としての NSAIDS 使用　44
――を使用する状況　46

こ
抗菌薬の選択　6
高中性脂肪血症へのフィブラート系薬剤のルーチンの使用　88
高中性脂肪血症と動脈硬化　91

240

INDEX

こ
骨吸収抑制薬関連顎骨壊死（ARONJ） 193
骨細胞に対するステロイドの間接的作用 179
――直接的作用 179
骨粗鬆症性骨折 198
骨粗鬆症の治療に推奨される食品，過剰摂取をさけた方がよい食品 192

さ
サロゲート（代替）エンドポイント 40

し
ジゴキシン 72
――の副作用 73
シックコンタクト 6
支払い意思額 Willingness To Pay, WTP の国際比較 228
食道静脈瘤患者へのプロプラノロール使用 60
――内視鏡所見基準 62
心血管疾患の一次予防と二次予防に対するアスピリンとスタチン製剤の使用 219
心房細動や慢性心不全へのジギタリス使用 68

し
腎不全患者さんへのクレメジン使用 96

す
推奨摂取量 192
ステロイド性骨粗鬆症の予防と治療としてのビスホスホネート 175
――骨粗鬆症の管理と治療ガイドライン 186

せ
生物製剤 DMARD を使う前に注意もしくは評価すべき感染症の検査 123
積極的血糖降下療法と心血管疾患合併症との関係 19

そ
増分費用効果比 Incremental Cost Effectiveness Ratio, ICER 227

た
胆石症全般へのウルソデオキシコール酸のルーチン投与 152
胆石症の疫学 155

241

INDEX

ち
腸炎様症状をきたす疾患　3

と
疼痛管理におけるアセトアミノフェンの使用　129
疼痛スケール　169，170
糖尿病患者へのメトホルミン使用　17
糖尿病腎症の患者さんへの腎保護の視点からのACE-inhibitor使用　25
――の治療　33
――の病期分類　28

に
日本のガイドラインの重症度の評価と治療ステップ　54
尿蛋白定性試験法と尿アルブミン定量法への換算法　27
尿蛋白定性検査法の特徴　29
尿中アルブミン量の分類　31
尿毒症を起こすとされる尿毒素（uremic toxin）　102
尿毒素吸着活性炭のエビデンス　104

は
バイオシミラ　126
暴露後予防投与の適応　13

ひ
ビグアナイド薬　21
泌尿器処置　163
費用効果分析 Cost-effective analysis　225

ふ
フィブラート系薬剤のエビデンス　92
腹痛患者に対する鎮痛薬投与　166
――の疼痛コントロール　171
プラバスタチン10mg/day投与した場合としない場合の費用効果分析に用いたシミュレーションモデル　227
フルオロキノロンの問題点　234
プロトンポンプ阻害薬(PPI)の急性期使用や長期使用に関して　202

へ
β遮断薬の降圧以外の使い方　210
――の降圧以外の効果　214
――の心不全に対する効果を証明した主な研究　215
――の特徴　212
――の薬理学的特徴と臨床上の意義　216

INDEX

ま
マクロライド系抗菌薬のCOPD
　における役割　148

む
無症候性細菌尿の頻度　162
　──のスクリーニングと抗菌
　　薬治療が必要な場合　162
　──への対応　160

め
メトトレキサート開始時投与量
　とその後の用量調節　121
メトホルミンの副作用，使用上
　の注意　22

や
薬物療法の推奨度　188

よ
予防投与の適応　14

「日本の高価値医療」シリーズ ③
薬剤投与のメリット・デメリット

2018年 1月15日 第1版第1刷 ©

著　　者　仲里　信彦
発 行 人　尾島　茂
発 行 所　株式会社 カイ書林
　　　　　〒 330-0802　埼玉県さいたま市大宮区宮町2丁目144
　　　　　電話 048-778-8714　FAX 048-778-8716
　　　　　E メール　generalist@kai-shorin.co.jp
　　　　　HP アドレス　http://kai-shorin.co.jp
　　　　　ISBN 978-4-904865-34-7　C3047
　　　　　定価は裏表紙に表示

印刷製本　三美印刷株式会社
　　　　　© Nobuhiko Nakazato

JCOPY　<(社)出版者著作権管理機構 委託出版物>

　本書の無断複写は著作権法上での例外を除き禁じられています．複写される場合は，そのつど事前に，(社)出版者著作権管理機構 (電話 03-3513-6969, FAX 03-3513-6979, e-mail: info@jcopy.or.jp) の許諾を得てください．

「日本の高価値医療」シリーズ

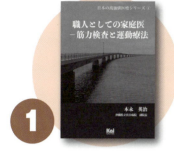

①　職人としての家庭医
　　　―筋力検査と運動療法
　著：本永　英治
　定価（本体 3,000 ＋税）
　2017 年　A5　338 ページ
　ISBN978-4-904865-30-9　C3047

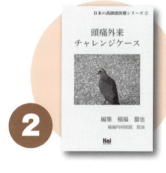

②　頭痛外来チャレンジケース
　編集：稲福　徹也
　定価（本体 3,000 ＋税）
　2017 年　A5　189 ページ
　ISBN978-4-904865-32-3　C3047

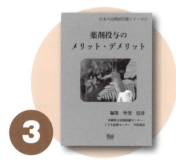

③　薬剤投与のメリット・デメリット
　編集：仲里　信彦
　定価（本体 3,000 ＋税）
　2018 年　A5　242 ページ
　ISBN978-4-904865-34-7　C3047

詳細はHPをご覧下さい　http://kai-shorin.co.jp/product/index.html

Kai SHORIN　株式会社カイ書林
〒330-0802　埼玉県さいたま市大宮区宮町 2-144　氷川台トーレ 302
TEL：048-778-8714　FAX：048-778-8716
E-mail：generalist@kai-shorin.co.jp